やせる！若返る！
疲れにくくなる！
画期的メソッド

最高の歩き方

The Ultimate Guide to High-Intensity Interval walking

信州大学医学部特任教授
医学博士
能勢博

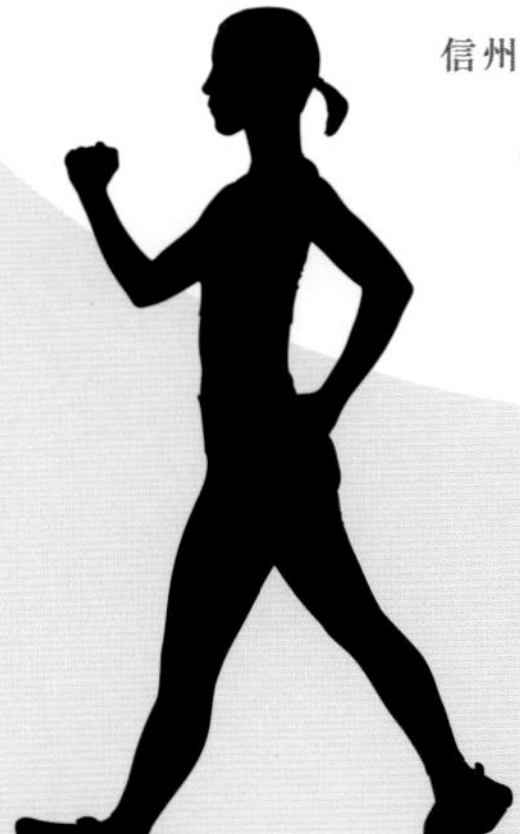

世界文化社

健康のための運動に、モヤモヤしていませんか？

毎日1万歩って
効果はどう？
そんなに
歩く時間がない！

ジョギングや
エクササイズは？
辛くて長続き
しなさそう……

筋肉を増やして
脂肪を燃焼？
でも、お金が……

今取り組んでいるその運動、効果がありますか？「少し疲れにくくなった」「少し体が軽くなった」いいことです！

でも、健康面はどうですか？筋肉は？　脂肪は？　血圧は？糖尿は？　関節痛は？……頑張って運動をし体力をつけても、健康面で効果が薄ければ時間もお金ももったいない！　もっと手軽で効果的な運動はないのでしょうか。

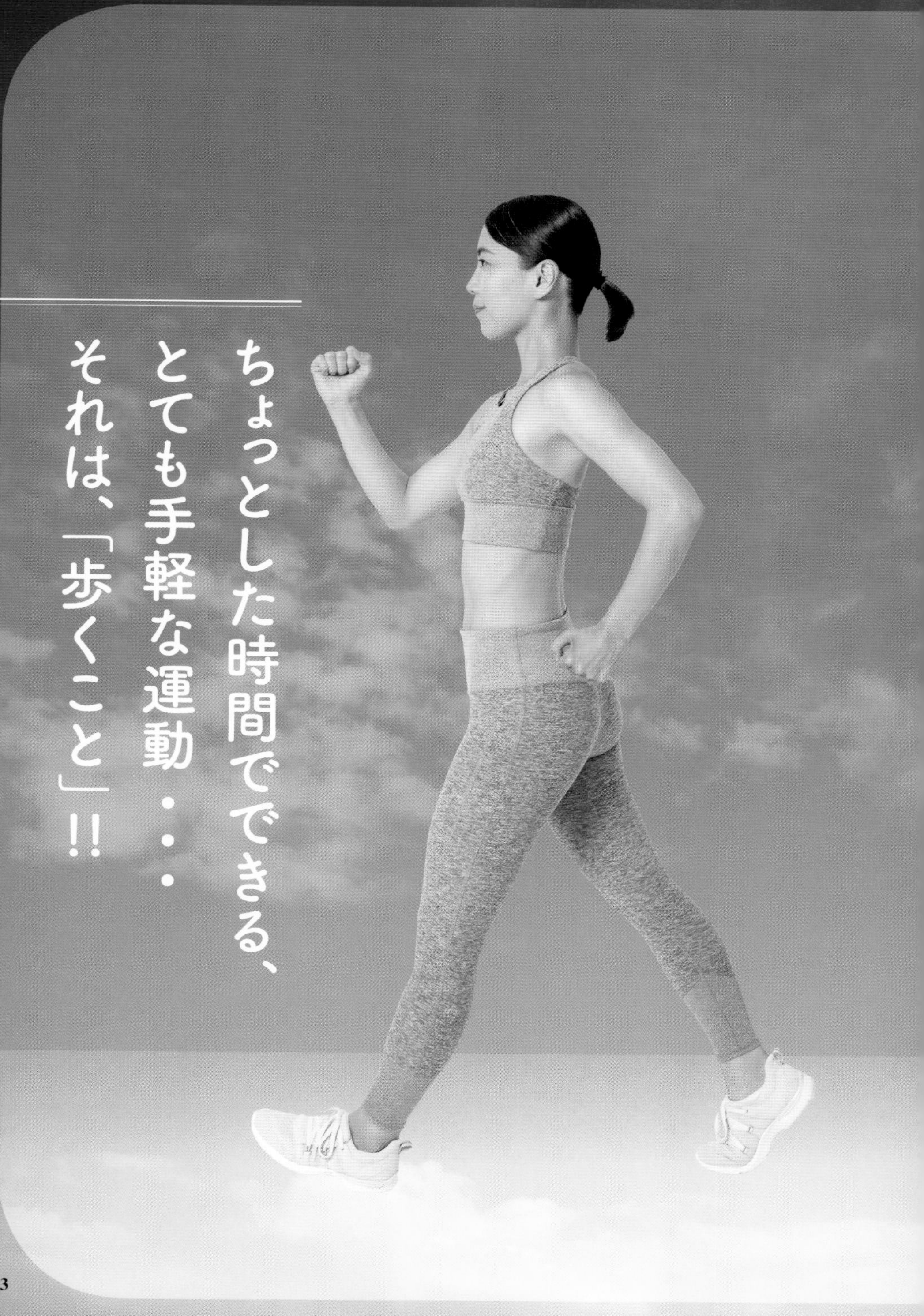

ちょっとした時間でできる、
とても手軽な運動・・・
それは、「歩くこと」!!

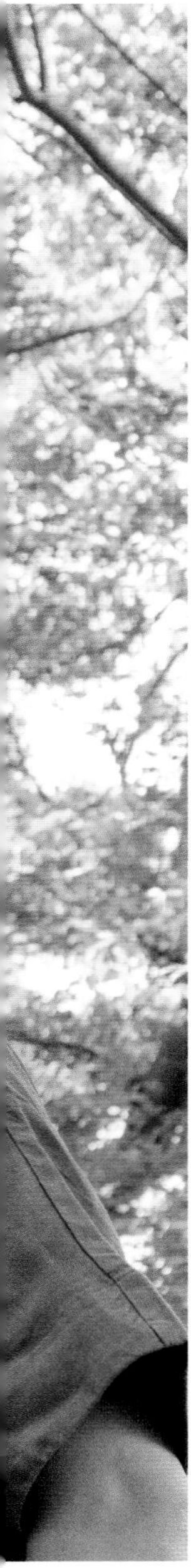

最短3分＋3分で効果大!!筋トレ不用!!

それがインターバル速歩!

インターバル速歩は早歩きとゆっくり歩きを3分ごとに繰り返すだけの手軽な全身運動。いつでもどこでもできる運動なのに、速く歩くことで筋力が、繰り返すことで持久力が備わります。と同時に、体の中に大きな変化が起こります。

それは健康を維持するためだけでなく、今悩んでいる病気の改善や状態の安定にも大きな期待が持てる変化。そのため、今や厚生労働省をはじめ、全国の自治体・健康系団体などで注目されている画期的なメソッドです。

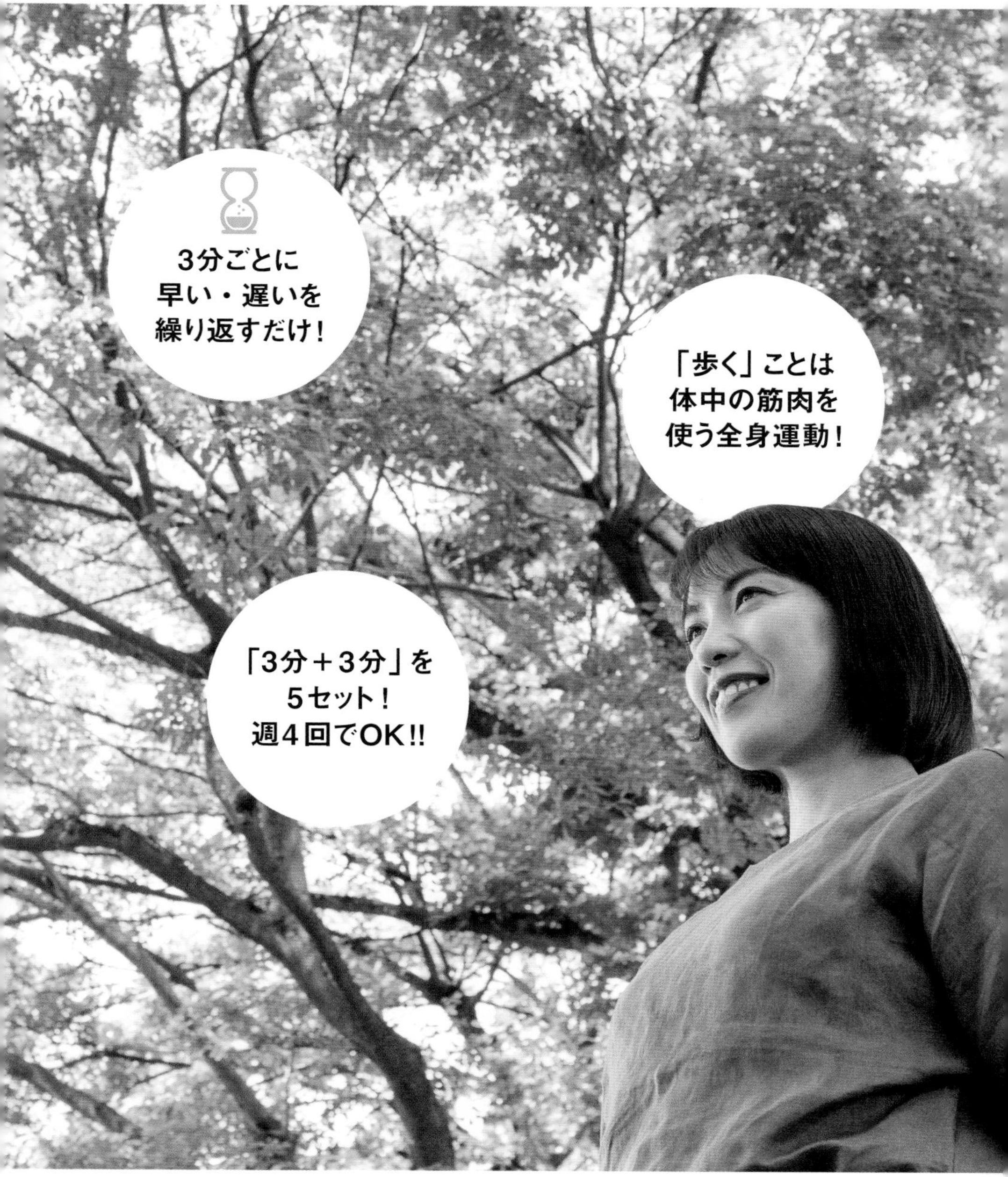
3分ごとに
早い・遅いを
繰り返すだけ！
「歩く」ことは
体中の筋肉を
使う全身運動！
「3分＋3分」を
5セット！
週4回でOK!!

10歳若返る!!
シャキッとした肉体へ!!

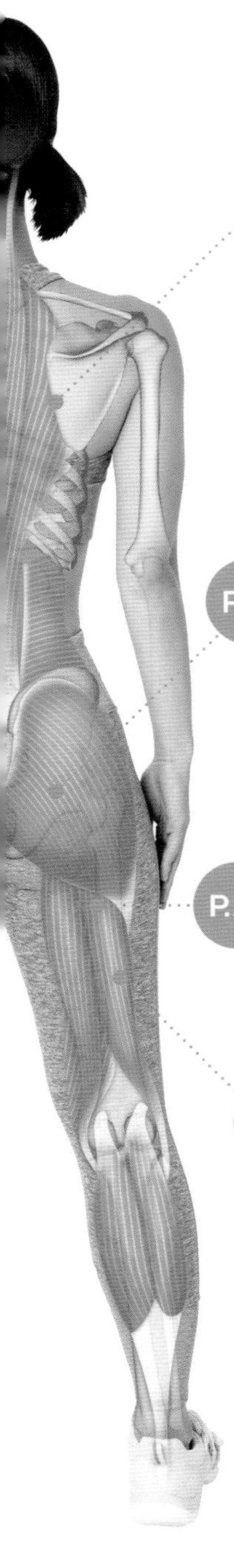

体幹が強化される

P.27

腹直筋や腹横筋、脊柱起立筋群などの体を支える筋力がアップ

ヒップアップ効果!

P.23 P.27

大股で力強く歩くため、スクワット同様のヒップアップ効果がある

筋力がUP!

P.23 P.27

大腿四頭筋やハムストリングスをはじめ、足腰の筋力がアップ

筋肉が肥大する

P.44 P.27 P.23

太ももの筋肉が大きくなる

インターバル速歩を続けることで、私たちの体は多くの恩恵を受けます。シャキッとした姿勢で颯爽《さっそう》と歩く姿は、年齢を感じさせないエネルギッシュさと自信さえ感じさせるはずです。

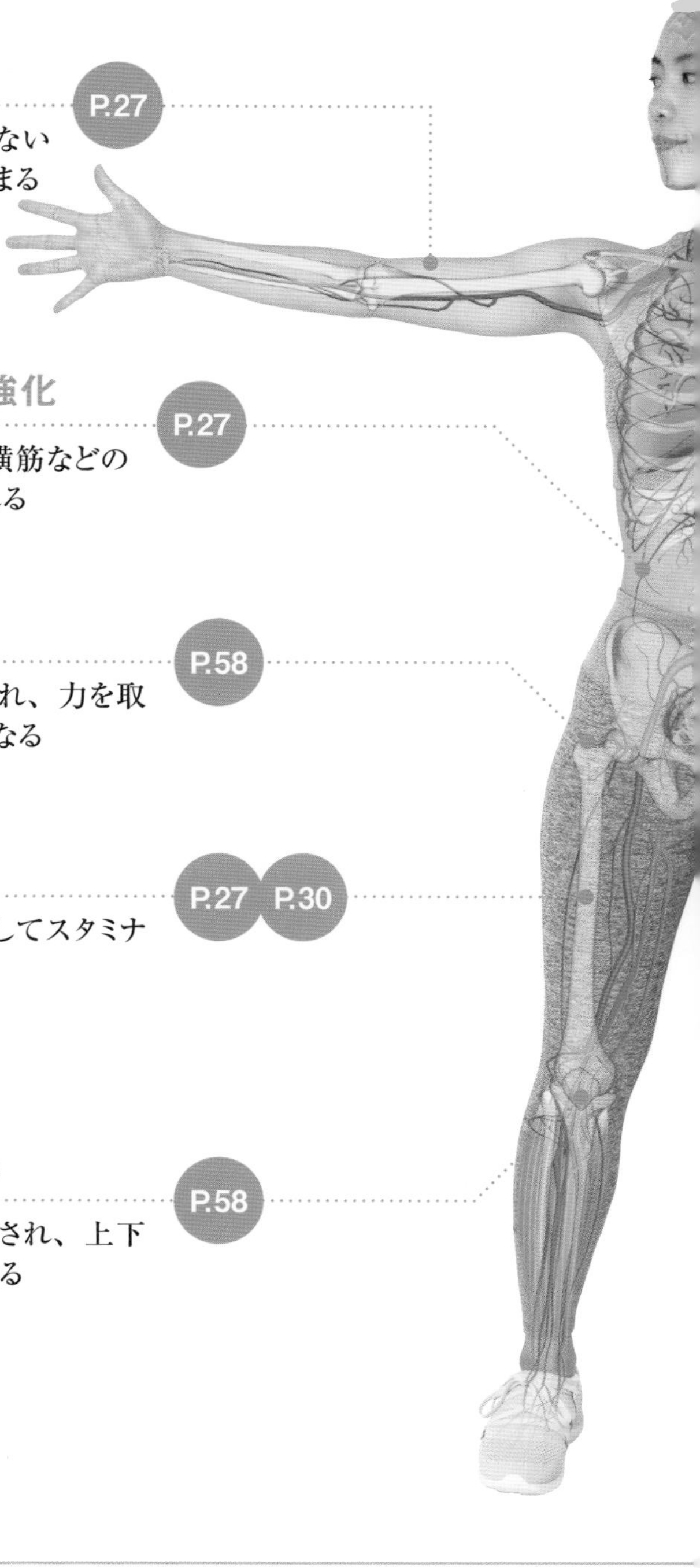

引き締まる二の腕

P.27

腕を引くことで普段使わない
たるんだ二の腕が引き締まる

インナーマッスルの強化

P.27

腸腰筋や腰方形筋、腹横筋などの
インナーマッスルが使われる

腰痛が改善される

P.58

腰周辺の筋肉がきたえられ、力を取
り戻して体を支えるようになる

持久力がUP!

P.27 P.30

最高酸素消費量がUPしてスタミナ
がつき、疲れにくい体に

ひざ痛が改善される

P.58

関節まわりの筋肉が強化され、上下
の骨を支持できるようになる

10歳若返る!! 体の中から美しく健康に!!

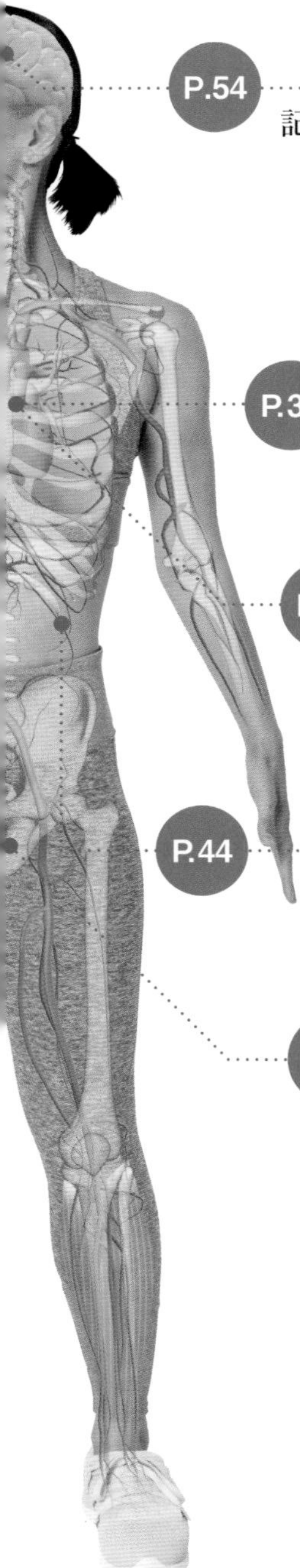

認知症を予防し改善する　P.54

記憶を司る海馬に届く血流量が増え、
認知機能が維持されやすくなる

心臓からの血流量がUP　P.34

血流量の増加により、全身に
酸素と栄養がいきわたる

高血圧が改善する　P.50

血管が柔らかくなり
高血圧症が予防できる

引き締まる／やせやすくなる　P.44

安静時でも筋肉の代謝が上がるため、
不要な脂肪が消費されやすくなる

糖尿病を予防し改善する　P.53

筋肉の糖の取り込みを亢進し、
血糖値が改善する

インターバル速歩をきっかけに変わるのは、筋肉だけではありません。体内も徐々に変わりはじめ、5か月後には以前と違う健康体に近づけることは、医学論文でも発表済みです。

血管の弾力UPで動脈硬化を予防

P.52

内皮の炎症を止め
血管を柔らかくする

肌ツヤがよくなり若返る

P.48

血液の増加とともに皮膚血流も増え、皮膚の水分量が増えてみずみずしい肌に

暑さ寒さに強い体に

P.46

皮膚表面の血流が増えて熱放散が活発に。筋肉増で体温もアップ

アンチエイジング効果

P.48

成長ホルモンなど蛋白同化ホルモンの分泌量が増えて、若々しさを維持できる

骨粗しょう症が改善する

P.56

歩く刺激で骨芽細胞が活性化し、骨密度が上がる

精神の安定と眠れるようになる

P.60

脳への酸素供給量が増えて頭がスッキリ。睡眠も改善され、精神が安定する

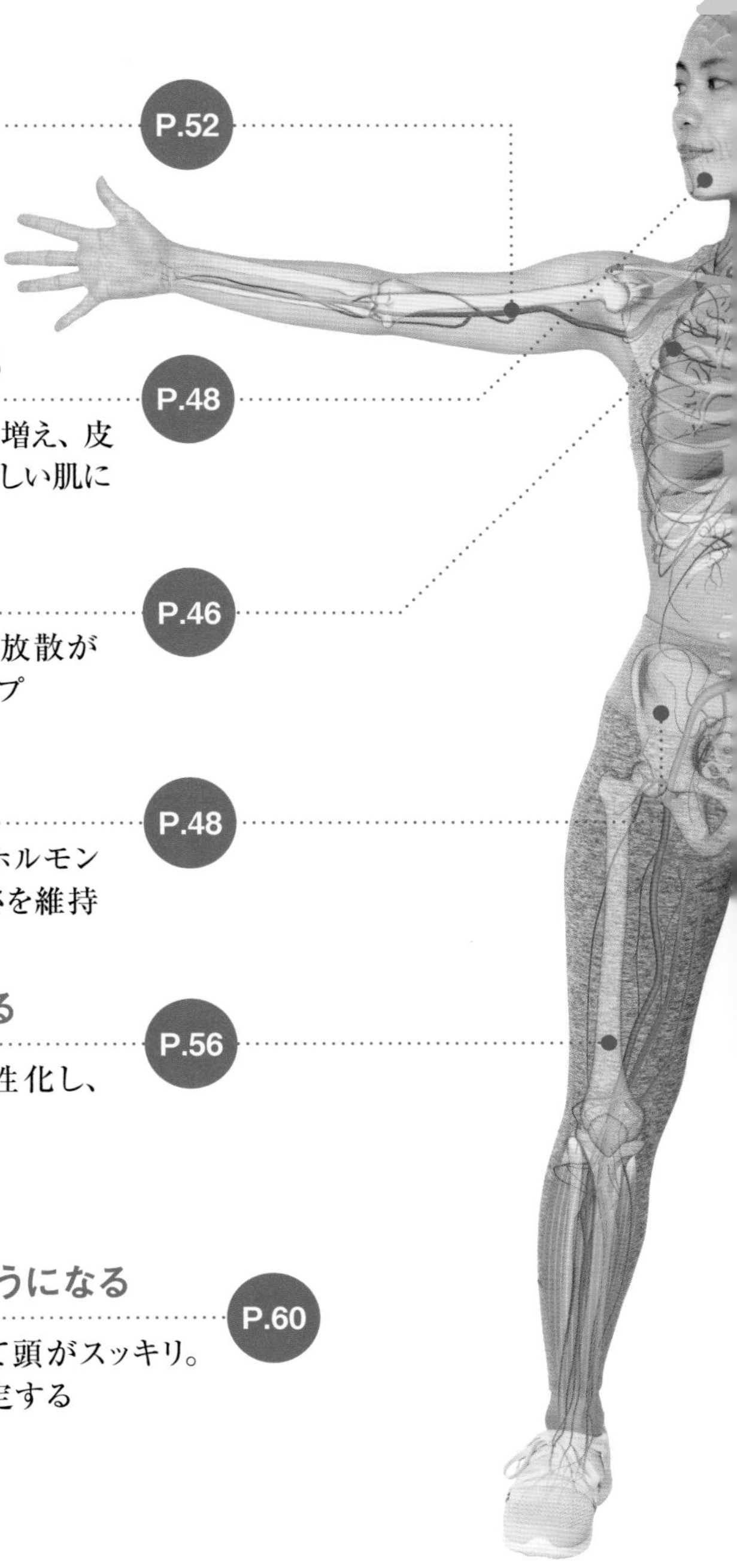

はじめに

本書の冒頭にある全身の、筋肉の解剖図。若いきれいな女性の顔に何ともミスマッチな組み合わせですね。でも、この「筋肉」こそが、本書のテーマです。

最近、若い頃と比べて「何となく体の衰え」を感じていませんか？

その原因は「筋肉量の低下」です。これは年配の方に限らず30歳以降、誰にでも起こる加齢現象のひとつです。そして最近、これが高血圧症、糖尿病などの生活習慣病だけでなく、うつ病、認知症、がんに至るまでの病気の根本原因だといわれるようになりました。**つまりいいかえると、筋肉を増やしさえすれば、若い頃のエネルギッシュな体と溌剌《はつらつ》とした気分が取り戻せるのです。**

それでは、どうすればよいのでしょうか？　よい方法があります。早歩きとゆっくり歩きを交互に繰り返す「インターバル速歩」です。**筋トレのためにジムに通う必要もなく、道具もいらない、通勤の行きかえりでもできる、とっても簡単な歩行方法です。**

本書は、著者らの20年間にわたる豊富な科学データを基に、「インターバル速歩」の方法、効果、メカニズムを、グラフとイラストを駆使してわかりやすく説明しています。

何故〝1日1万歩がムダ〟なのかも納得いただけるでしょう。

さあ、今から、いつもの「だらだら歩き」を「最高の歩き方」に変えてみませんか。わずかな期間で10歳若返った自分に出会えるはずです。

能勢　博

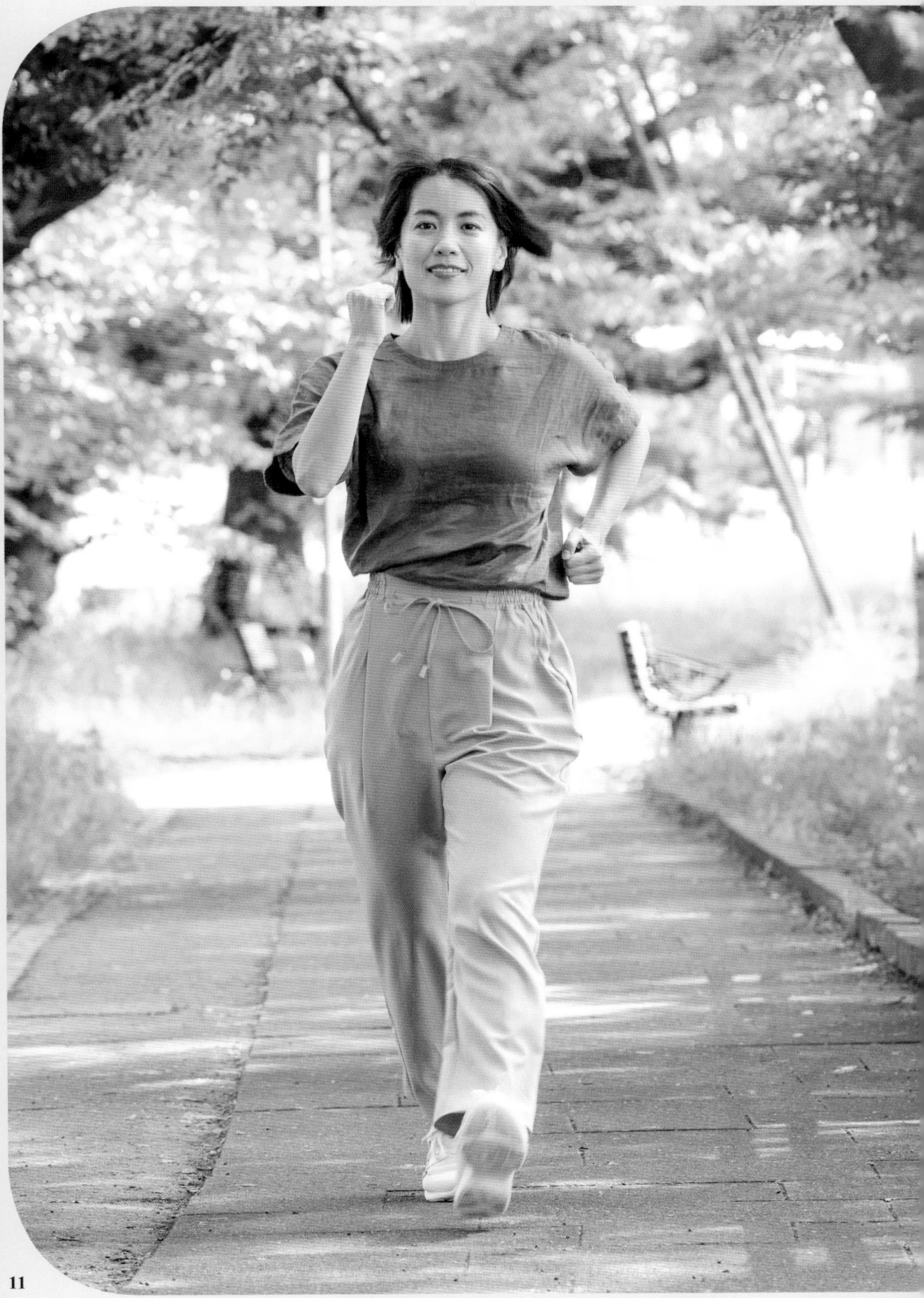

最高の歩き方
目次
Contents

第1章
実は筋トレもジムも必要なし！「最高の歩き方」

第２章

筋力アップだけではない、科学的に立証された効果

第３章

世界一シンプルなメソッド、今すぐに始めよう

第４章

継続のテクニック、効果的に筋力アップをしよう

第５章

日本人の足と歩き方

アシックスに聞きました！

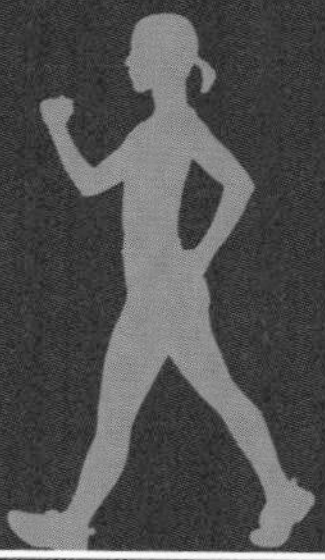

第1章

実は筋トレも
ジムも必要なし！
「最高の歩き方」

筋肉の衰えは30歳前後が境目に

今は「元気だ」「大丈夫だ」と思っていても、20代をピークに年間1%づつ衰える体力。放置すれば老人になってから寝たきり生活に。

“機能不全閾値”を超えたら最後！

体力は20代から落ち始める

年老いた親や親せき、知人の姿を見てどう思いますか。もっと元気になってほしい、寝たきりにはなってほしくない、自分もなりたくない、認知症が怖い……いろいろな思いを抱くでしょう。それらは加齢・老化からくることでやむを得ないのですが、どうにかして避けられないものでしょうか。

体力は20代早々にピークを迎え、30代前後から顕著に衰え始めます。男女差は関係ありません。10歳ごとにおよそ10%ずつ低下していきます。それでも運動している人が若々しく見えるのは、何もしていない人と比べて衰えのスピードが遅いだけのこと。このまま何もしなければ、70歳前後でピーク時の30%まで体力が下がります。この30%こそ〝**機能不全閾値**〟。自分の体を支えきれず、トイレにさえひとりで行けなくなる「**体力のボーダーライン**」なのです。

「老化」とは?

老化の要因ははっきりしていませんが、「活性酸素によって起きる体の錆び（不具合）」と考えるのが一般的。体の中の酸素の代謝の流れが滞ると発生するほか、持病やストレスなどによっても生じる避けられないものなのです。

総合的な体力の低下割合

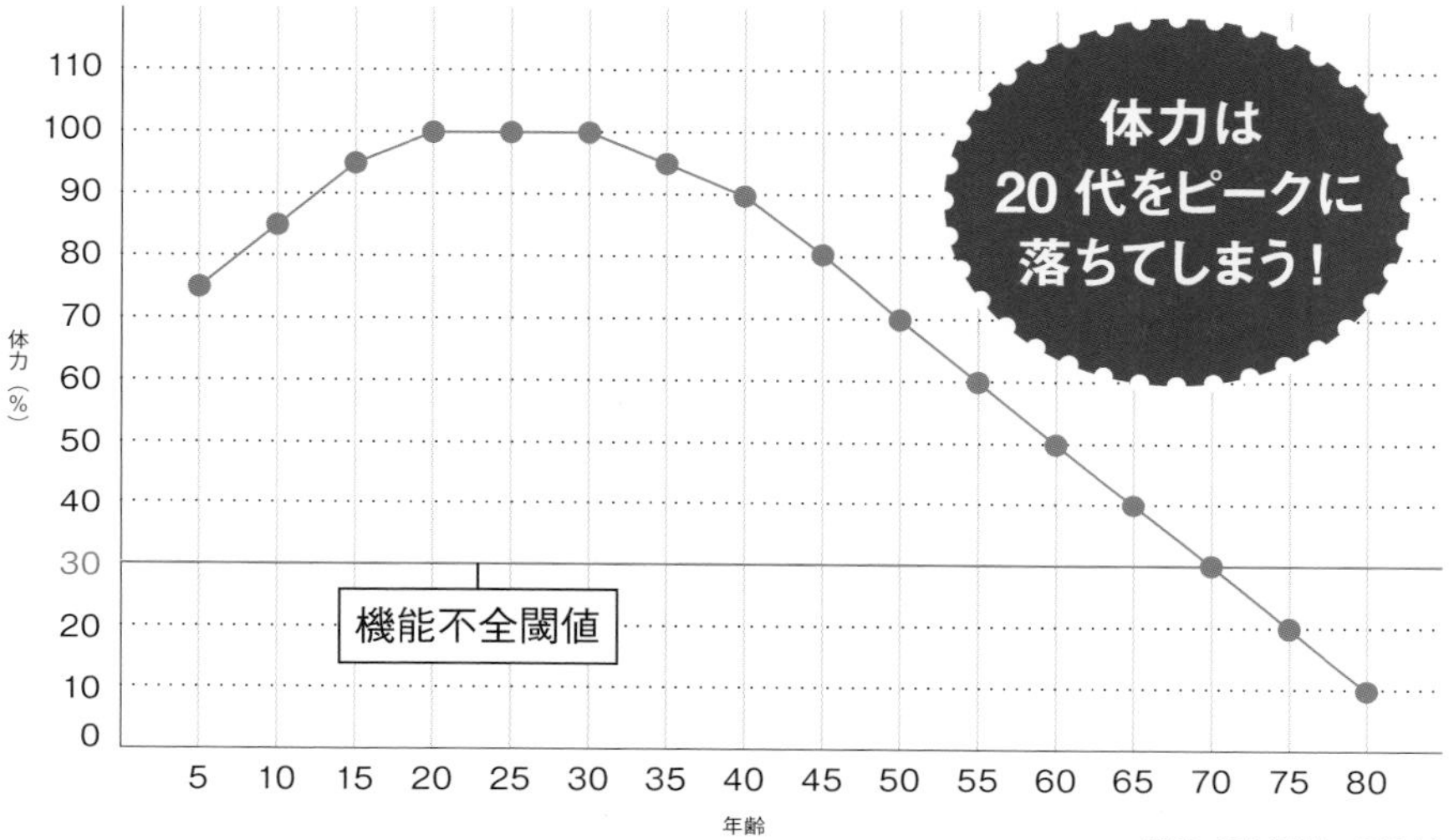

（出典：厚生労働省、2016年）

体力は20代をピークに落ち始める。衰える速度は人によって異なるが、65～75歳くらいで機能不全閾値を下回る人が多い。

最大酸素摂取量の年齢別変化

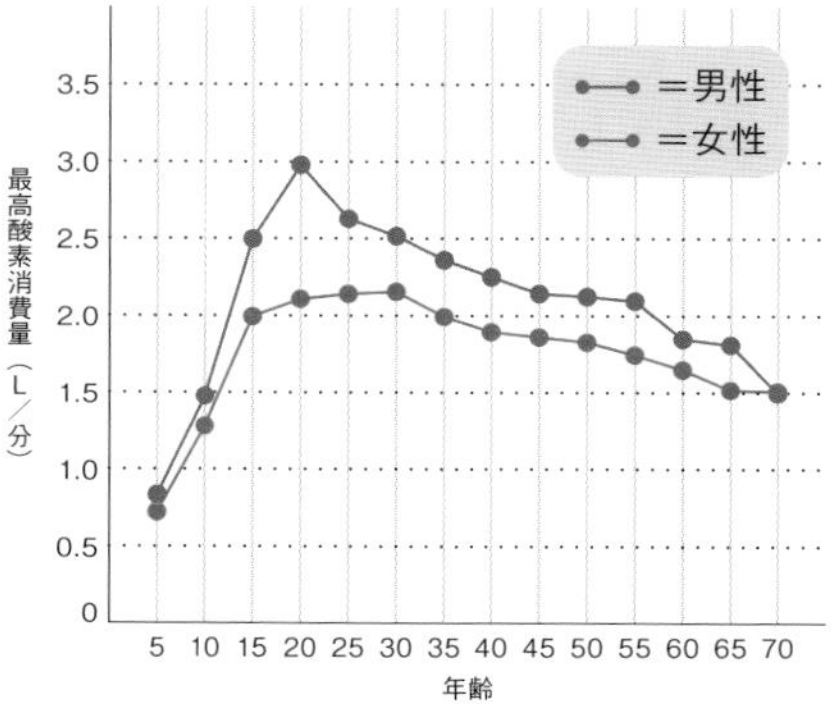

持久力に直結する最大酸素消費量も20歳前後でピークを迎える。以降は男女とも下降し、簡単な運動でも息切れするようになる。

（出典：首都大学東京体力標準値研究会編、『新・日本人の体力標準値 II』、不昧堂出版、東京、p325、2007.）

大腿四頭筋筋力の年齢別変化

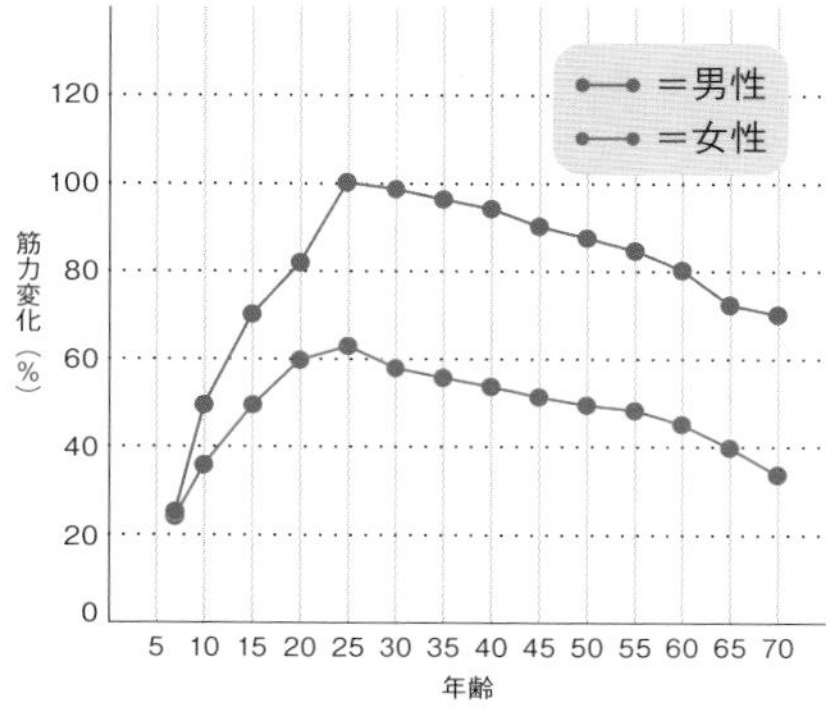

太もも前面にある大腿四頭筋は足を上げ、膝を伸ばし、地面へ力を伝える筋肉。やはり20代をピークに衰え始める。

（出典：Astrand et al.:Textbook of Work Physiology. P343,McGraw-Hill,1986）

筋肉は何歳でもよみがえる！

仕事や家庭の事情などを理由に運動をしていない人はたくさんいます。止まらない筋肉の老化をどう乗り切ればよいのでしょう。

運動不足でサルコペニア予備軍かも？

サルコペニア（加齢性筋減少症）の危険性

〝**サルコペニア**〟（加齢性筋減少症）とは、年を取るにしたがって筋肉が衰え、細く非力になる症状のことです。足腰が弱くなるため、歩く速度が落ちて杖や手すりなどが必要になります。また、転倒しやすくなるため、骨折の危険性も上がります。

そんな危険があるにもかかわらず**運動習慣のない人**は非常に多く、**男性全体で64・1％、女性で71・4％**に上ります。特に20代〜30代は顕著で、サルコペニア予備軍と呼ばれるほど深刻な状態です。

寝たきりを避けるには、体力をつけるしかありません。筋肉は体を支え動かすためのもの。生存するために重要なパーツです。だからこそ、60歳になっても90歳になっても筋肉は強く、大きくできるようになっています。スタートが早ければ早いほど、容易に筋肉を強く大きくできます。それだけ「元気な時間」が大きく伸びるのです。

サルコペニアとは？

ギリシア語の「sarx」（筋肉）と「penia」（喪失）を合わせた言葉。筋肉量の低下と筋力の低下、身体機能の低下を確認した場合に診断されます。原因は運動不足のまま歳を取ることの他、病気や栄養不良等さまざま。誰にでも訪れる症状なのです。

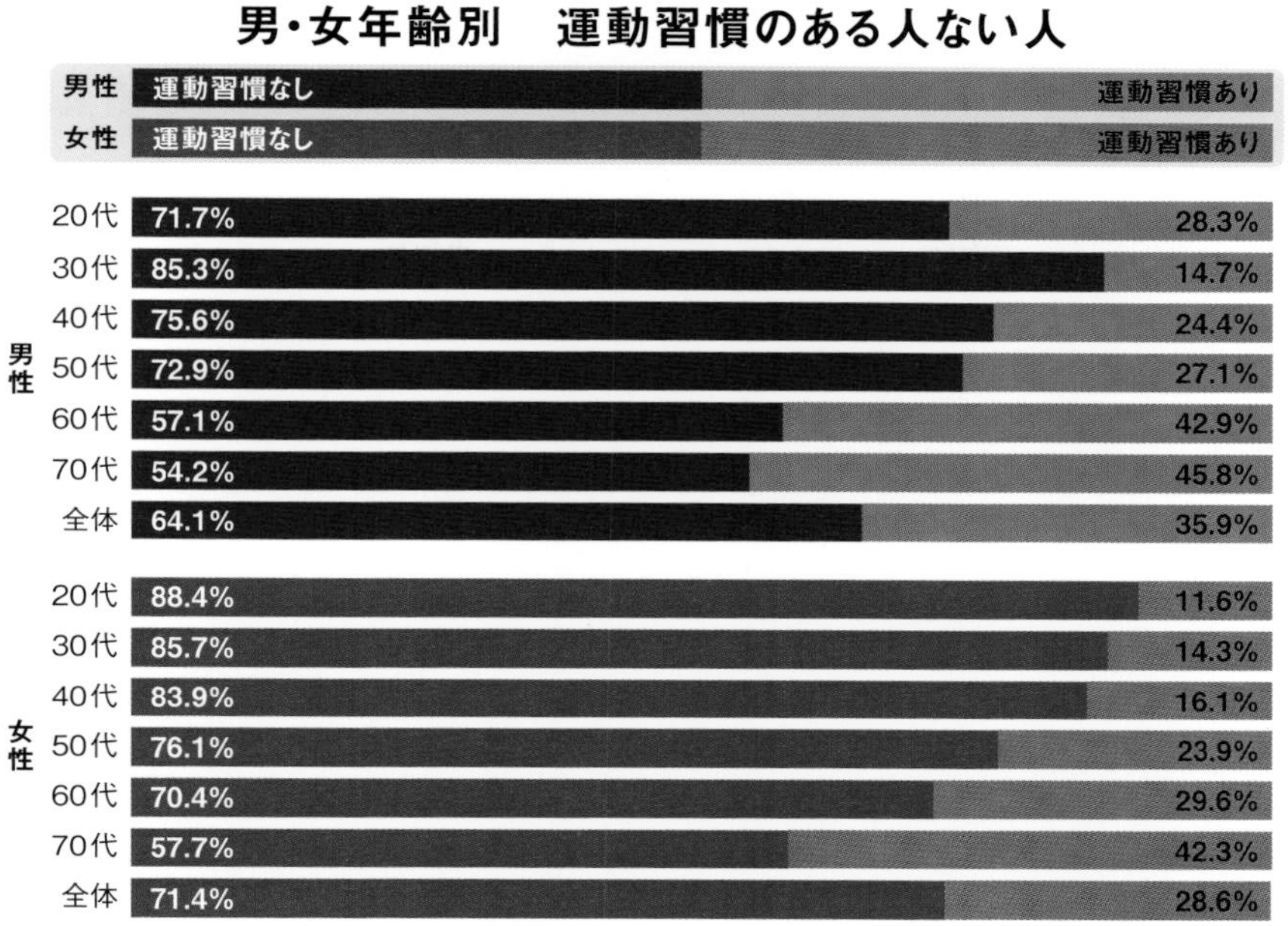
男・女年齢別　運動習慣のある人ない人
男性　運動習慣なし　運動習慣あり
女性　運動習慣なし　運動習慣あり
男性
20代　71.7%　28.3%
30代　85.3%　14.7%
40代　75.6%　24.4%
50代　72.9%　27.1%
60代　57.1%　42.9%
70代　54.2%　45.8%
全体　64.1%　35.9%
女性
20代　88.4%　11.6%
30代　85.7%　14.3%
40代　83.9%　16.1%
50代　76.1%　23.9%
60代　70.4%　29.6%
70代　57.7%　42.3%
全体　71.4%　28.6%

（平成29年　国民健康・栄養調査結果の概要（厚生労働省）を改訂）

男女を問わず若い人ほど運動習慣がなく、高齢者ほど運動していることがわかる。仕事の引退や子育ての一段落など、自分の健康を気遣える時間ができてくるからかもしれない。

若い人ほど効果大！

上のグラフでは若い人ほど運動不足という結果ですが、若いときから取り組むほど寝たきり対策、健康寿命の延長効果は大きくなります。それは、新陳代謝が活発で成長ホルモンなど蛋白質同化ホルモンが出やすいから。必要な筋肉をつけやすいという大きなメリットがあるからです。

もし自分の今の体力はどのくらいか、知りたい方は28ページで実際に試してみましょう。

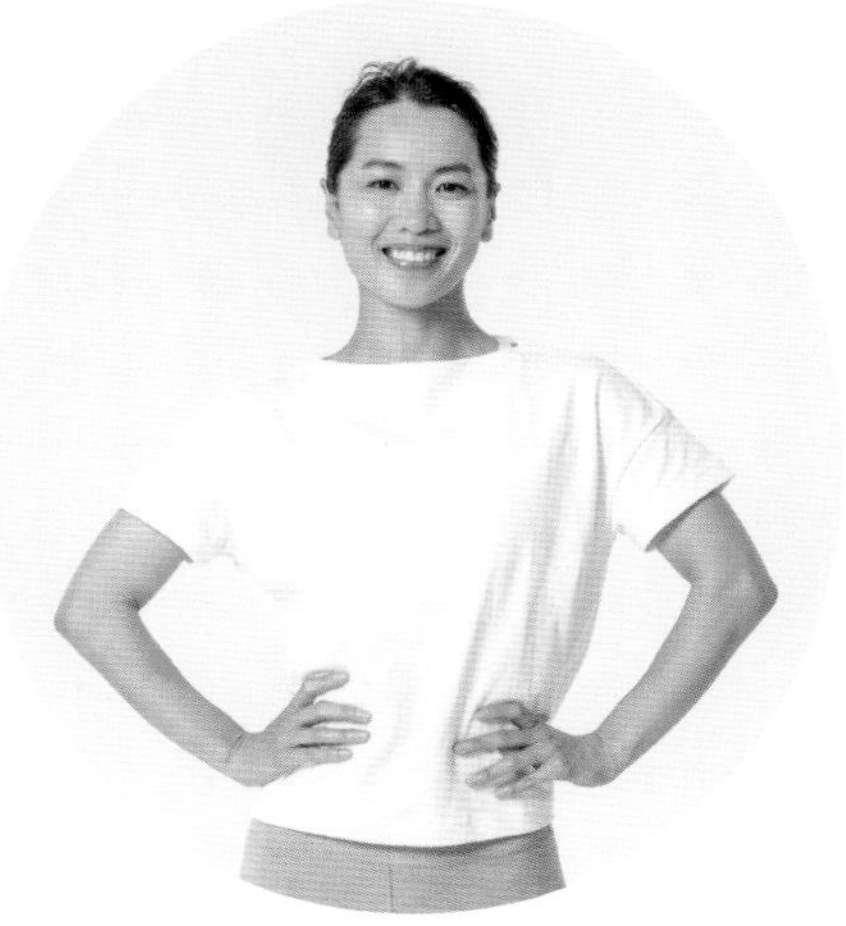

続かない！速筋をきたえる筋トレ

筋力トレーニング（筋トレ）は、スポーツジムでマシンや道具を使う、もしくは自宅等で腕立て伏せなどの自重トレーニングでできますが……。

ジム通いも自重トレも根気がいる

マシンによる筋トレは余裕がある人限定

筋力を上げる筋トレは、**瞬間的に大きな力を出す〝速筋〟**をきたえるためのもの。きたえることで筋肉は損傷し、その損傷を超回復することで強く、太くなります。スポーツジムなどのマシンなら特定の筋肉だけをきたえられるため、カラダのアウトラインを整えるには最適です。しかし、お金がかかります（26ページにスポーツジム5社の費用を掲載）。ジムの費用を出す余裕と通う時間がある人、続ける根気がある人はそう多くありません。

だからといって、腕立て伏せや腹筋運動など、自分の体重を負荷にして行う負荷トレーニングは、強烈な動機がない限り自分との闘い。タダであっても、ひとり黙々と続けられる人は少数派でしょう。「もっとリーズナブルで、健康面で効果の高い方法が欲しい」と思う人は多いのではないでしょうか。

筋トレは無酸素運動

速筋は力を発揮する際に体内の酸素を使いません。筋肉中にあるATP（アデノシン三リン酸）やクレアチンリン酸などの物質をエネルギーとして使いますが、わずか数秒で枯渇します。次に筋肉は糖分を分解してエネルギーにします。しかしこの際に乳酸が発生しますので、筋肉痛、息切れが起こり、長時間運動できません。

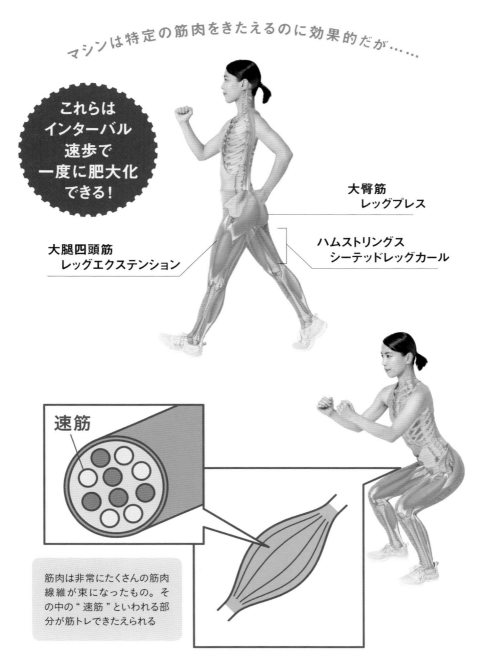

マシンは特定の筋肉をきたえるのに効果的だが……

これらはインターバル速歩で一度に肥大化できる！

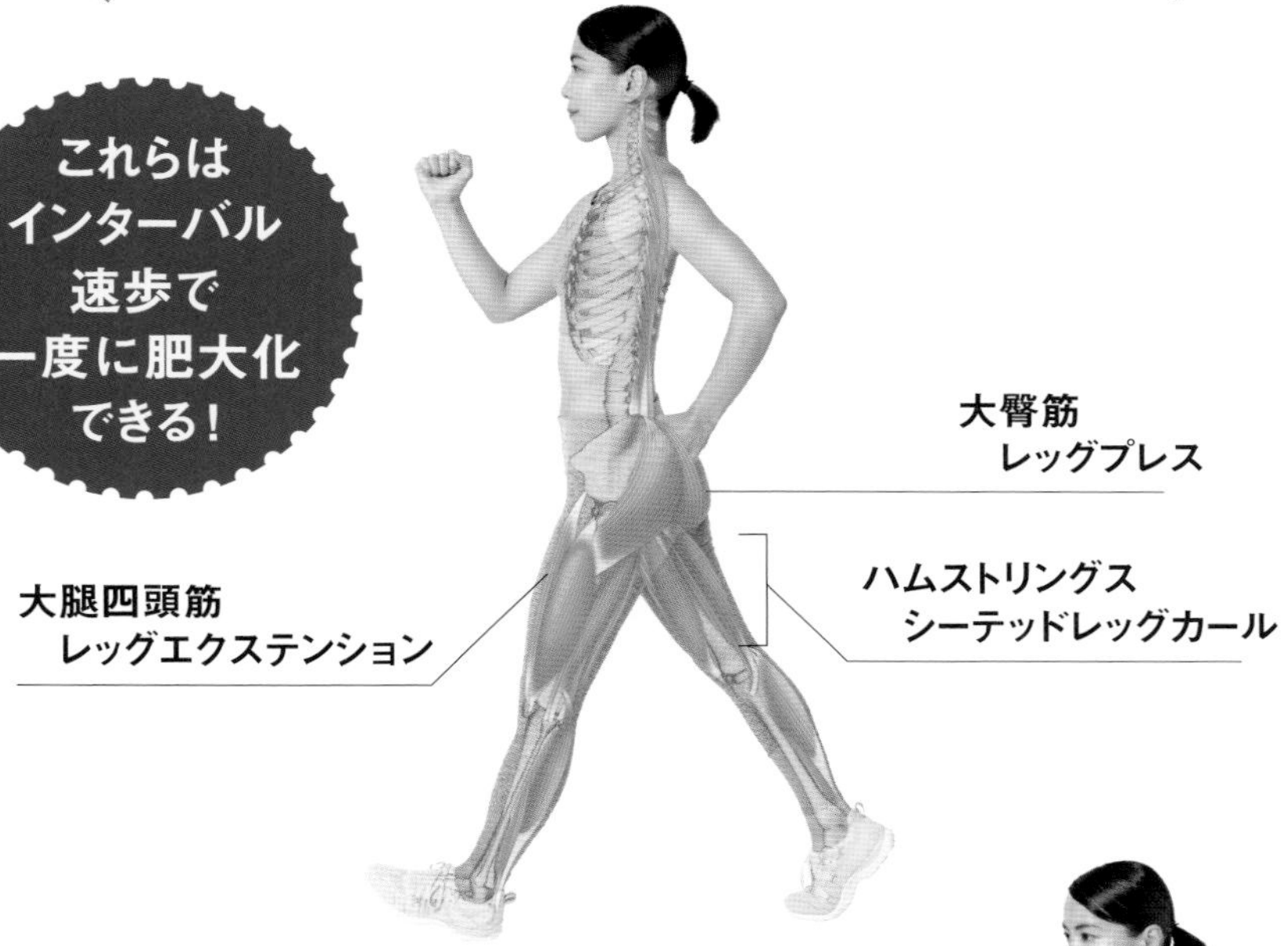
大臀筋
レッグプレス
ハムストリングス
シーテッドレッグカール
大腿四頭筋
レッグエクステンション

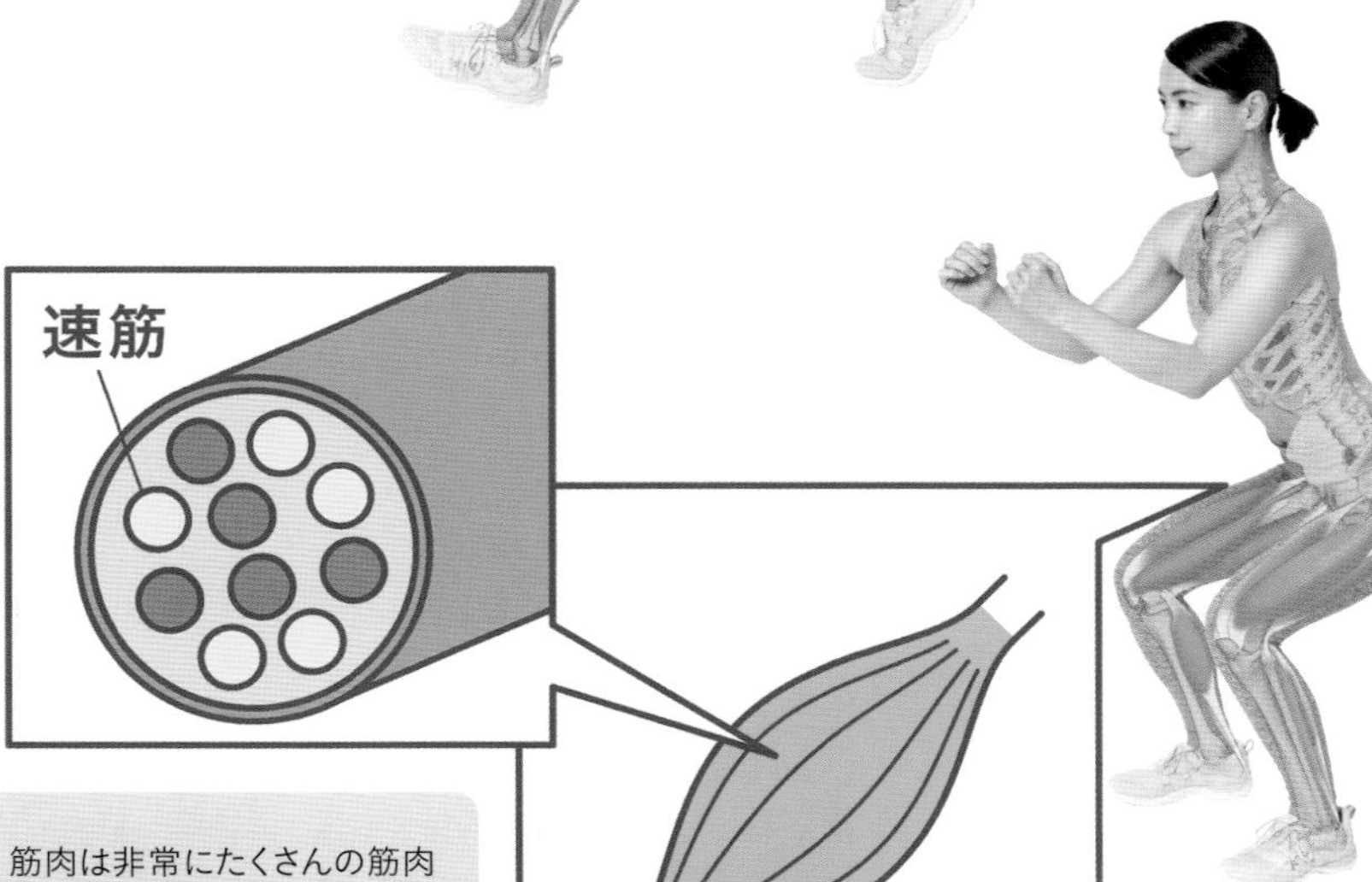
速筋

筋肉は非常にたくさんの筋肉線維が束になったもの。その中の“速筋”といわれる部分が筋トレできたえられる

1日1万歩はほとんど効果なし？

有酸素運動はスタミナを伸ばす目的で行いますが、なかには結果を伴わないものも。なぜなら、「楽」な運動を長時間やってもスタミナは向上しないからです。

有酸素運動の意味

厚生労働省が推奨する1万歩を大実験

次は〝遅筋〟。スタミナ＝持久力を発揮する筋肉です。きたえるには、ある程度の負荷をかけながらジョギングやエアロバイクなどの有酸素運動を行います。

厚生労働省から推奨されているのは「1万歩歩く」こと。私も一般の方200人以上にご協力いただき、5か月間の比較実験をしました。が、結果は芳しくありませんでした。筋力の増加度合いやスタミナの指標となる最高酸素消費量の数値を左のグラフに示したので、確認してみてください。では、なぜ効果が低かったのでしょう。

それは**運動強度が足りなかった**からです。「1万歩」と歩数を基準にするだけでは、競歩のように必死で歩いても、ウインドウショッピングしながらまったり歩いてもよしとされています。それなら誰もがゆっくり歩く方を選ぶでしょう。

有酸素運動中に遅筋で燃焼する脂肪は限られる

遅筋のエネルギー源は、糖と脂肪です。しかし運動の強さが上がるにつれて、脂肪よりも糖が燃える（酸素と結合）するようになります。そのため低い強度の運動を長く行う有酸素運動が一般的に進められますが、1日運動できる時間は限られているため、結局やせられません。

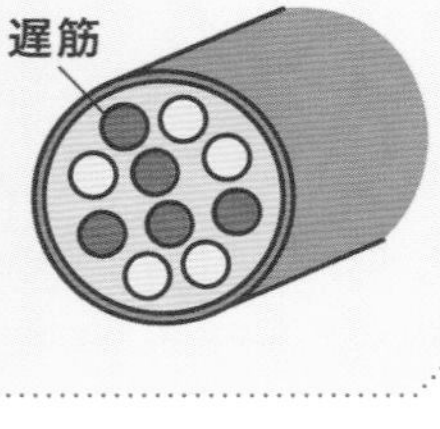

■「1日1万歩」の5か月間の効果

大腿四頭筋の筋力変化(%)

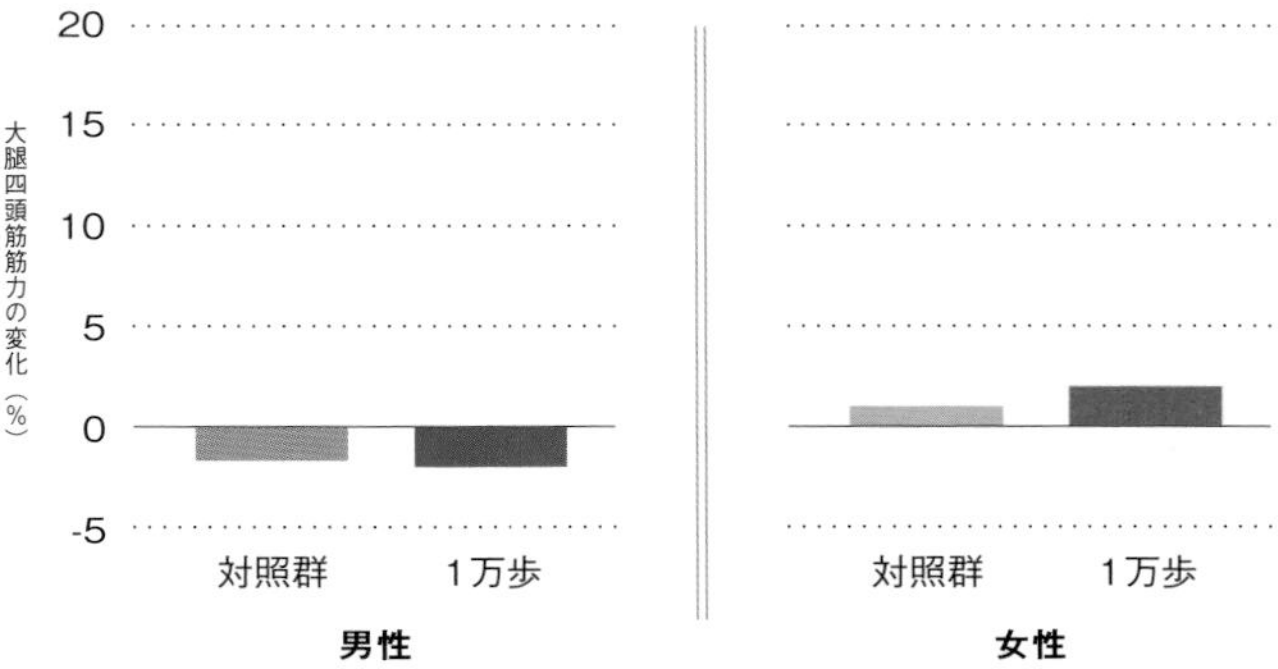

太もも前面にある大腿四頭筋の筋力は、男性はマイナスのままでほぼ同程度。女性は若干筋力アップしている。

ハムストリングスの筋力変化(%)

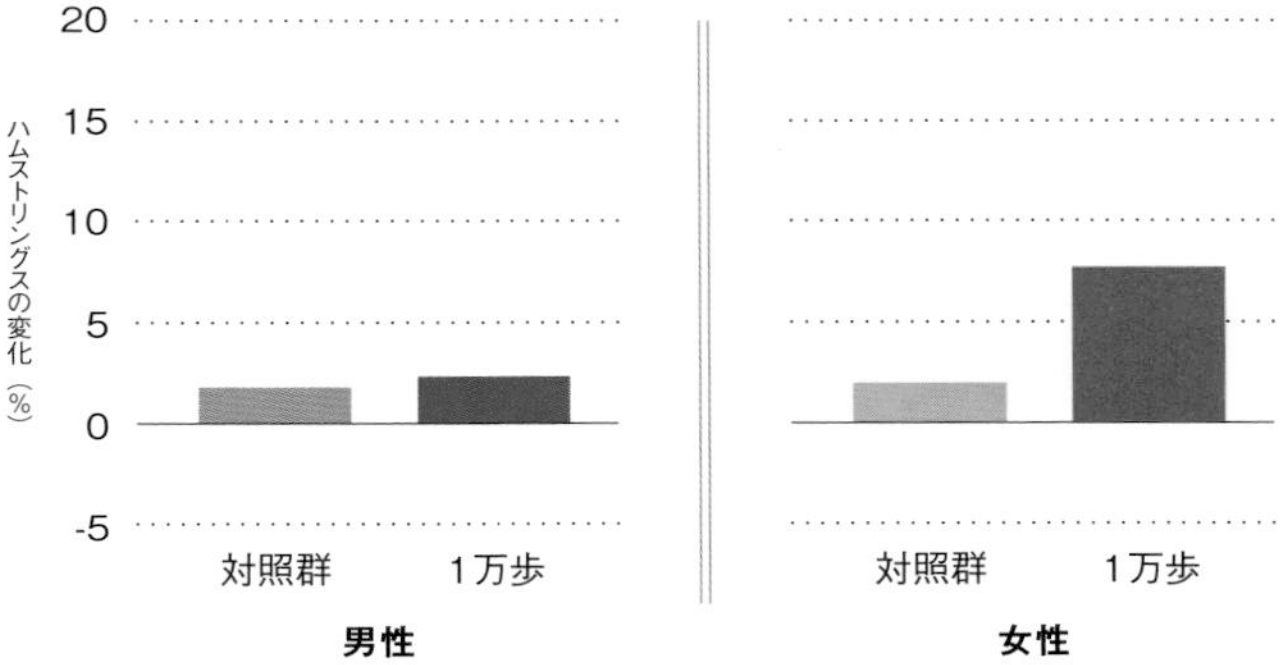

太もも裏にあるハムストリングスは、膝を曲げ、足をうしろへ引き上げる役割を担う。女性は8%程度まで筋力が上がっているが、男性は大差がない。

最高酸素消費量の変化(%)

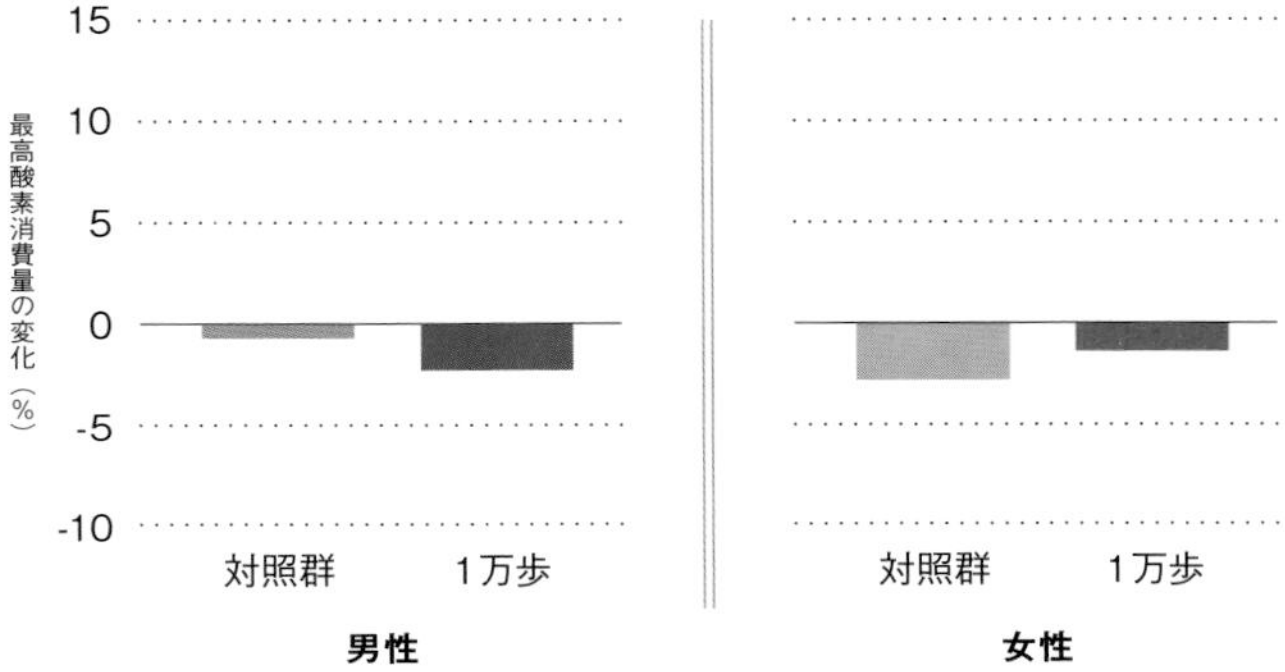

疲れにくさの指標で、上へ伸びるほど体力が向上する。しかし、男女ともマイナスのままで、改善しているとはいい難い。

測定は、歩くのに必要な太ももの筋力(前・後)と、スタミナの指標となる最高酸素消費量を、何もしていない「対照群」と比較したもの。女性で若干の筋力アップが認められる程度で、スタミナ面はマイナスのまま。これは歩くことによる効果よりも、加齢による衰えが上回っていることを示しています。

(出典：Nemoto K et al: Mayo Clinic Proceedings 82: 803-811, 2007.)

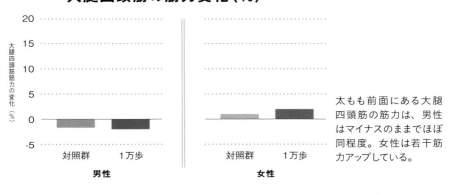

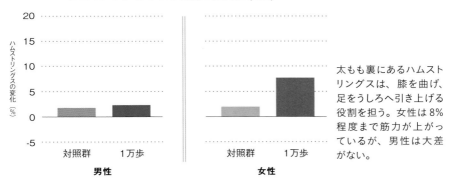

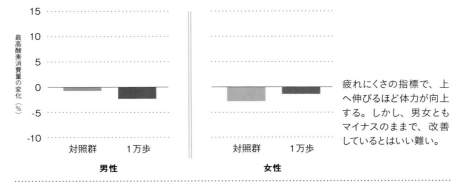

筋力と持久力を同時につける！

「筋力と持久力は同時につけられない」というのが一般的な認識でしたが、もしそれがタダで可能になる運動があったらどうしますか？

筋トレ不要のインターバル速歩！

筋力と持久力は両立しない？

先のページで筋肉をつけるには無酸素運動、持久力は有酸素運動だと話しました。だからスポーツジムへ行っても、筋力をつけるマシントレーニングと持久力をつけるランやバイクを別々に行うわけです。ボディビルダーやアスリートばりの肉体を希望するなら、それがベストでしょう。しかし、時間も費用もかかり、長続きしません。ダイエットや将来の寝たきり防止や可能な限りの長い健康寿命などを目標とするのであれば、もっと適した運動があります。それが〝インターバル速歩〟です。

インターバル速歩では、マシントレーニングほどではありませんが、筋肉が数％大きくなり、筋力もアップします。もちろん、歩くこと自体が有酸素運動なので、持久力も向上します。また、スクワットと同じ「**全身の約60％の下半身の筋肉**」を使います。

スポーツジムは費用がかかる

（単位：円）

	入会金・手数料	月会費	年間
T社	5,000	9,000	108,000
S社	2,000	9,000	108,000
J社	5,500	10,450	125,400
N社	8,000	12,000	144,000
M社	6,000	10,000	120,000
平均	5,300	10,090	121,080

（2020年3月末現在）

スポーツジム各社の費用目安の地域別、プラン別で料金が異なるため、各社任意の１店舗に絞り「初めて入会する」「いつでも使える」という条件で選んだ。ほかに「入会時に２か月分前払い」や「１回ごとの使用料」、備品レンタル料などが必要なところもある。

働かせる筋肉はよく似ている

スクワット

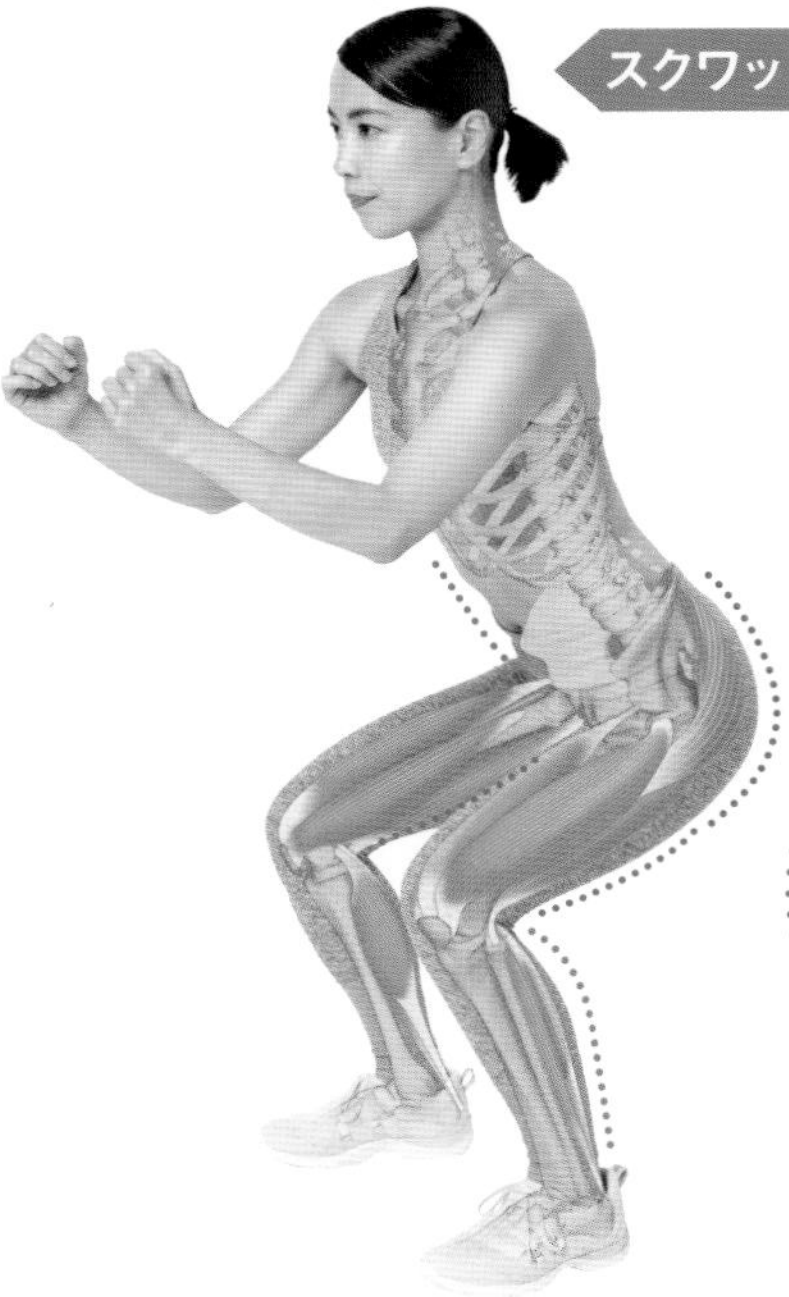

おなか

速歩中は
歩く姿勢を
キープするため、
意識して使う
ようになる

二の腕

意識して腕を
引くことで、
二の腕のたるみが
引き締まる

背中

背筋を
伸ばすと
脊柱起立
筋群が働く

インターバル速歩

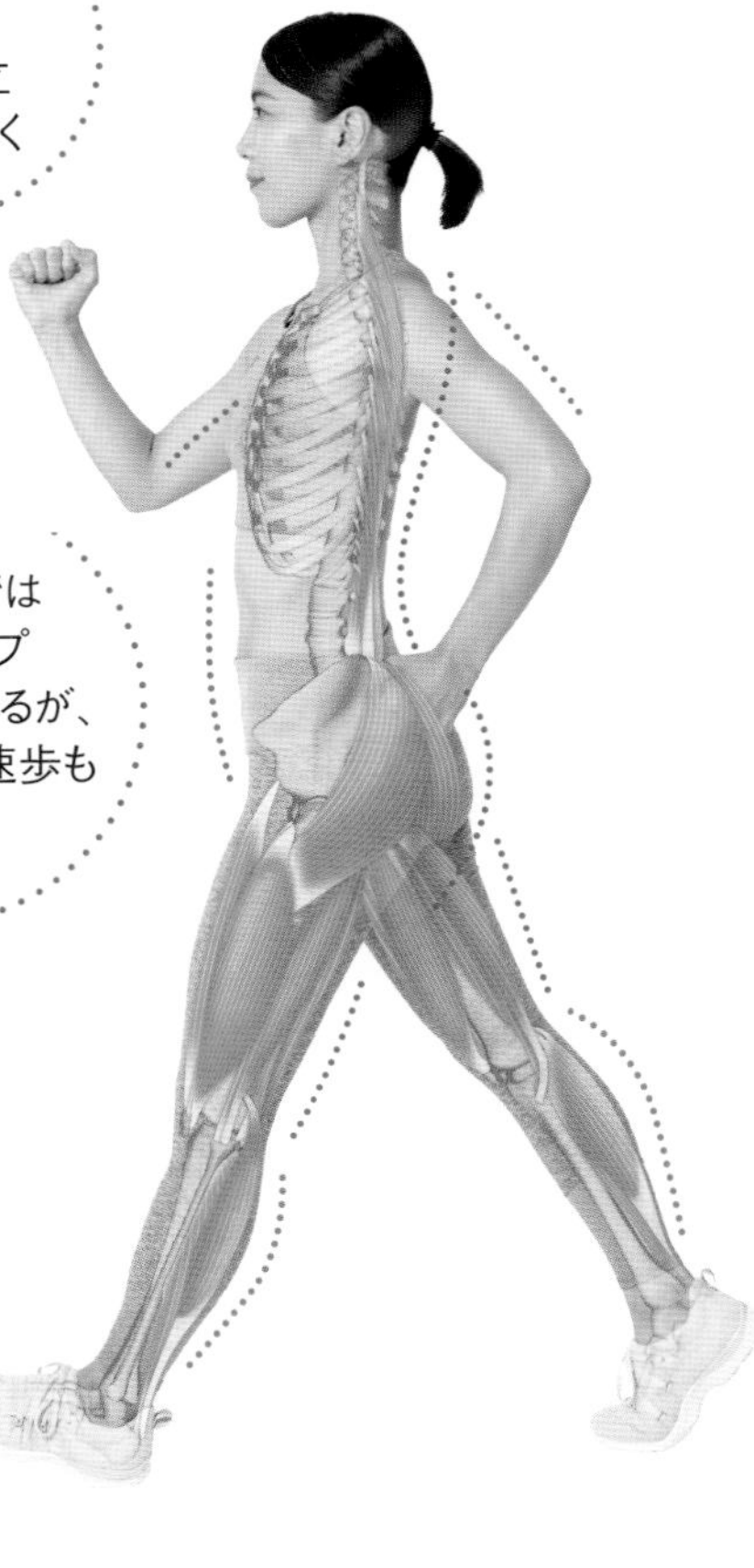

ふともも

大股で歩くため、
大腿四頭筋や
ハムストリングス
などをしっかり
働かせられる

おしり

スクワットでは
ヒップアップ
効果が謳われるが、
インターバル速歩も
同様

ふくらはぎ

腓腹筋や
ヒラメ筋などの
ふくらはぎの筋肉は、
インターバル速歩の
方がきつく感じる

まずは今の自分の体力を知ろう！

簡単なバランス感覚のチェックと、日常生活内のさまざまな場面を想定したチェック項目を並べてあります。自分の体力を確認してみましょう。

思いのほか衰えている体力、筋肉

バランス感覚のチェック

耳の奥にある三半規管は、バランスを司る部位。年齢を重ねると衰え、中年以降では遊園地のメリーゴーラウンドのような回転遊具でさえ苦手になります。では、目を閉じて、どのくらい片足立ちで長くいられるか、バランスチェックしてみましょう。

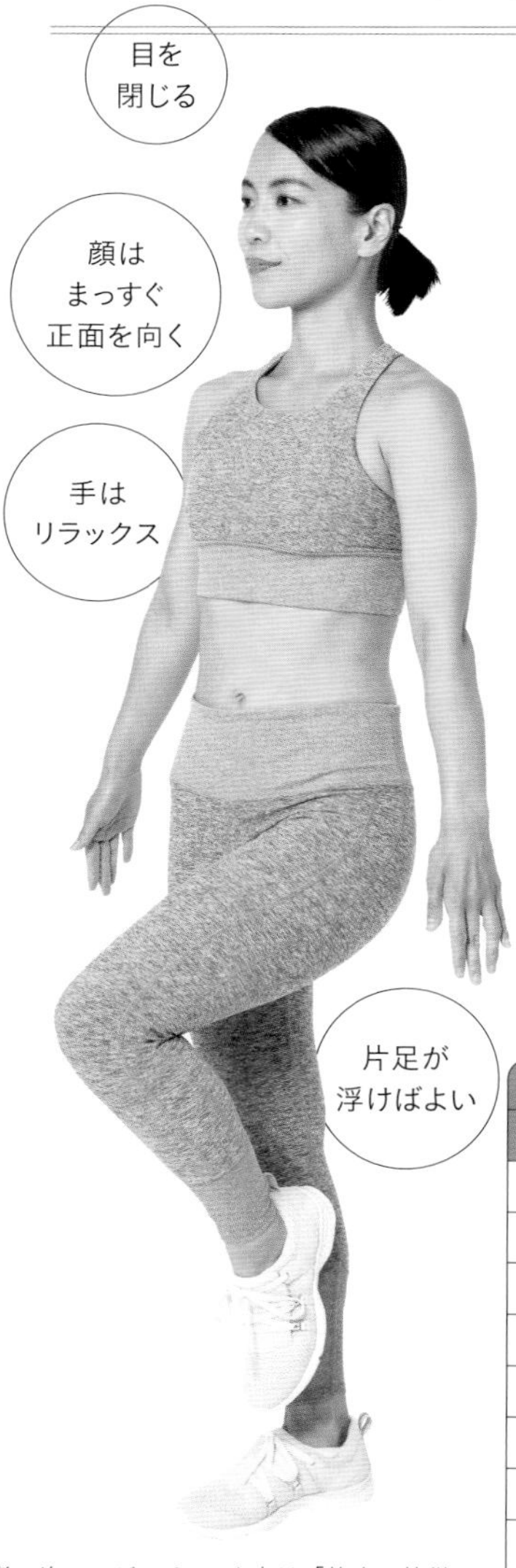

目を閉じる
顔はまっすぐ正面を向く
手はリラックス
片足が浮けばよい

性別	男性	女性
年齢	基準値(秒)	基準値(秒)
20〜24	22〜66	21〜64
25〜29	21〜64	21〜63
30〜34	17〜51	17〜53
35〜39	15〜44	15〜47
40〜44	13〜37	13〜41
45〜49	11〜30	11〜34
50〜54	9〜24	9〜27
55〜59	7〜17	7〜19
60〜64	5〜10	5〜11

＊基準値は５段階評価中３の数値。
（出典：中央労働災害防止協会「安全と健康」2012-63-8：60-63 財団法人中央労働災害防止協会　THP 体力測定評価基準）

参考：次ページのチェック表は「筋肉の特徴」大人の筋活サイト、再春館製薬所（https://locomo-sarcopenia.saishunkan.co.jp/characteristic/）、『医学トピックス　下半身の筋肉低下速度は上半身の３倍』おとなの医学（https://www.asahi.co.jp/hospital/otona/topics/topic_1208_001.html）を元に作成

筋肉の衰えをチェックしてみよう

下の表を使い、日常のさまざまな場面を思い出しながらチェックしてみよう。全部で15項目あるが少しでも心当たりがあれば1点。点数が多いほど筋肉の衰えは大きく、寝たきり街道をひた走っているということになる（コピーしてご利用下さい）。

仕事や家事以外で体を動かす時間が少ない	✓
疲れが取れない	✓
体型が崩れてきた	✓
むくみがひどい	✓
よく眠れない	✓
15分以上歩くと休みたくなる	✓
車やタクシーなどを使うことが多い	✓
階段や坂道で息切れする	✓
階段の上りで、無意識に手すりをつかむ	✓
必ずエスカレーターやエレベーターに乗る	✓
横断歩道や階段で追い抜かれることが増えた	✓
つまずくことが増えた	✓
電車やバスで空いた席を探してしまう	✓
電車やバスの揺れでよろけることが増えた	✓
片足立ちで靴下がはけなくなった	✓

体力とは？疲れにくい体とは？

「体力をつけましょう」と言われても、何をすればよいのかわかりません。筋トレだけ、ジョギングだけでもよいのでしょうか。

体力を伸ばすカギ

筋力と持久力のバランスが体を作る

ところでそもそも「体力」とは何でしょう？

体力とは、筋力（パワー）と持久力（スタミナ）の総合力。どちらが欠けても、日常生活はままなりません。つまり、寝たきりにならないために必要な体力は、仕事や家事を含めた日常生活の力仕事や瞬発力をこなせる筋力と、一日を継続して活動できるスタミナ、ということです。

「疲れにくい体」も同様で、適度な筋力と持久力があって、はじめて成り立ちます。それを可能にする機能のひとつが血液循環です。

ところが私たちの**血液は、立っているとき約70%が心臓より下に**あります（左図）。その**血液を重力に逆らって押し上げるのが筋肉**の律動的な収縮です。筋肉が充分に働けば心臓に戻る血液量が増え、次の拍動で大量の血液を押し出すことができます。すると、酸素も

心臓は戻ってくる血液を押し出すだけ

心臓は血液を吸い上げることができません。足へと重力で下がった血液は筋肉の働きで押し上げられ、血管内の弁がストッパーになって少しずつ心臓へと戻ります。血管はゴムのような弾力があるので、もしこの機能がなかったら水風船のように下半身に血液が溜まったまま上がってこなくなってしまうのです。

栄養素も充分な量が全身へと運ばれ、疲れにくい体、疲れが翌日まで残らない体へと変わっていくのです。

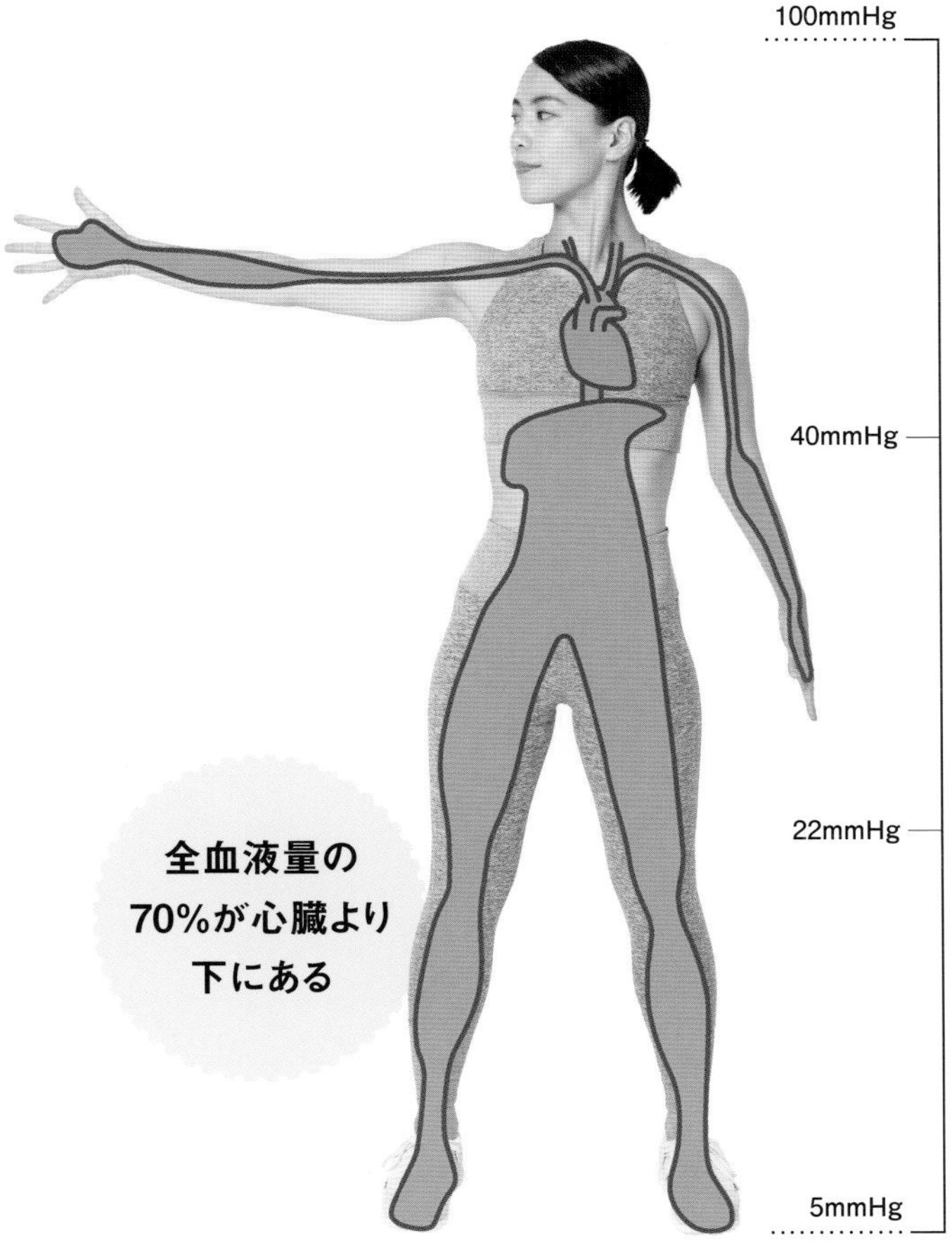
100mmHg
40mmHg
22mmHg
5mmHg
全血液量の
70%が心臓より
下にある

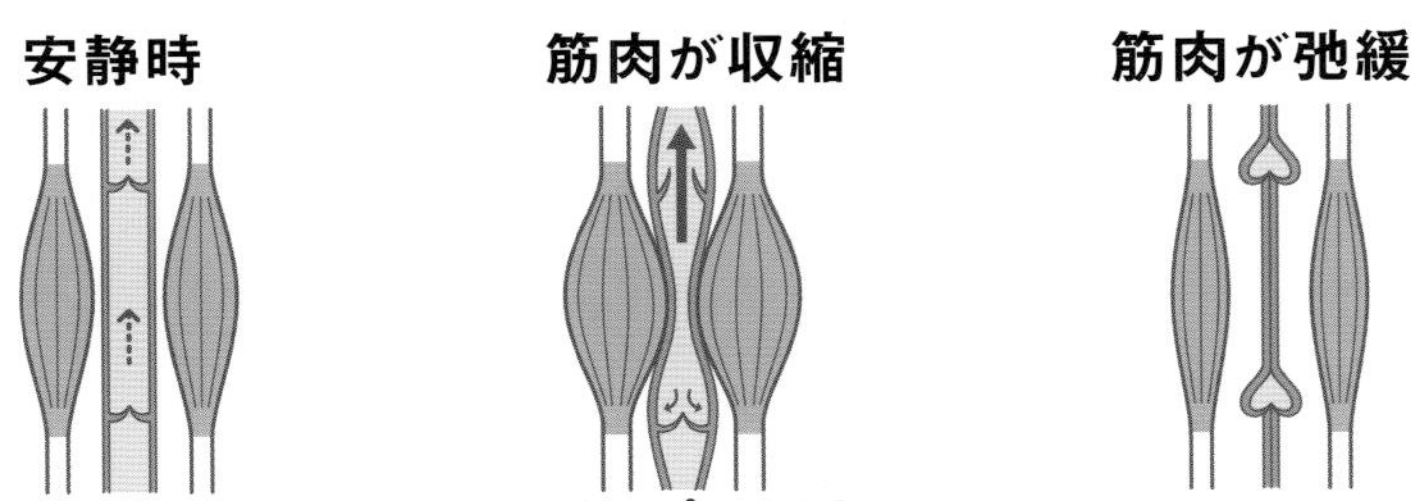
安静時
筋肉が収縮
筋肉が弛緩

筋ポンプの働き

筋肉は収縮する（縮む）と盛り上がります。その際に血管が圧迫されて中の血液を上へ上へと押し上げます。押し上げられた血液は、弁の働きで下へ落ちません。その繰り返しで血液は心臓へと戻っていきます。

インターバル速歩が筋力も持久力も向上できる理由

インターバル速歩のメリットは、筋力とともに持久力も向上する点です。左のグラフは25ページに掲載した1万歩の比較実験のグラフに、並行して実施したインターバル速歩の結果を加えたものです。筋力と持久力がバランスよく向上しているのがわかります。

ではなぜ、筋力と持久力を「バランスよく」向上させることが必要なのでしょうか？

下の表を見てください。マラソンランナーなどは、なぜ、持久力が際立って高いのか、その理由がわかります。ここの最高酸素摂取量とは単位時間あたり、筋肉でどれほどの酸素を消費できるかで、持久力の指標になれるものです。一般人と比べ、特に高いのが1回心拍出量だとわかるでしょう。

先に述べたように、心臓の1回の収縮で押し出す血液の量（1回心拍出量）は下肢筋力の律動的収縮力に依存します。ですから、**下肢筋力が発達すればするほど、多くの血液、すなわち酸素を全身へ運べる**のです。これが、持久力の向上が下肢筋力の向上を必要とする理由です。インターバル速歩は、その目的にかなっているのです。

持久性運動のアスリートと運動をしていない人の差

	一般人	アスリート	両者の差（%）
最高酸素消費量（L/min）	3.3	5.2	+58
最高心拍数（拍 /min）	190	180	−5
1回心拍出量（mL/ 拍）	120	180	+50
動静脈酸素較差（mL/100mL）	14.5	16.0	+10

インターバル速歩による大腿四頭筋の筋力変化(%)

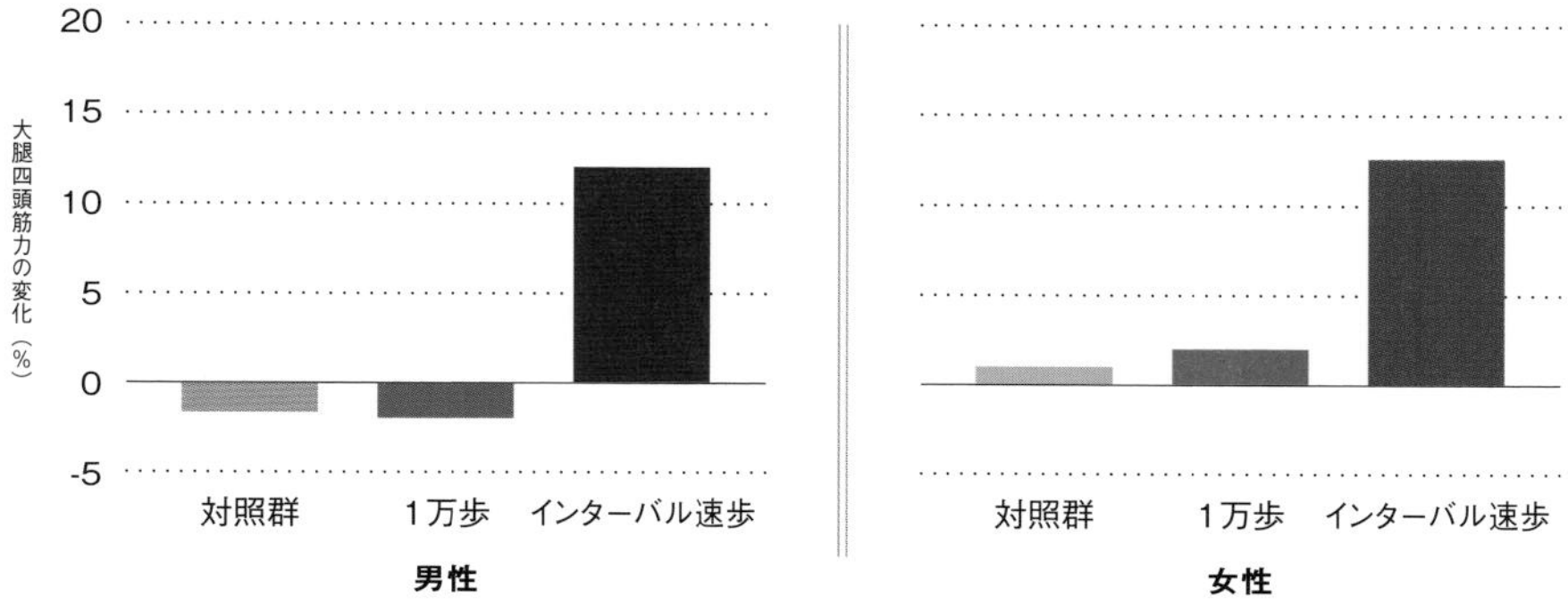

インターバル速歩によるハムストリングスの筋力変化(%)

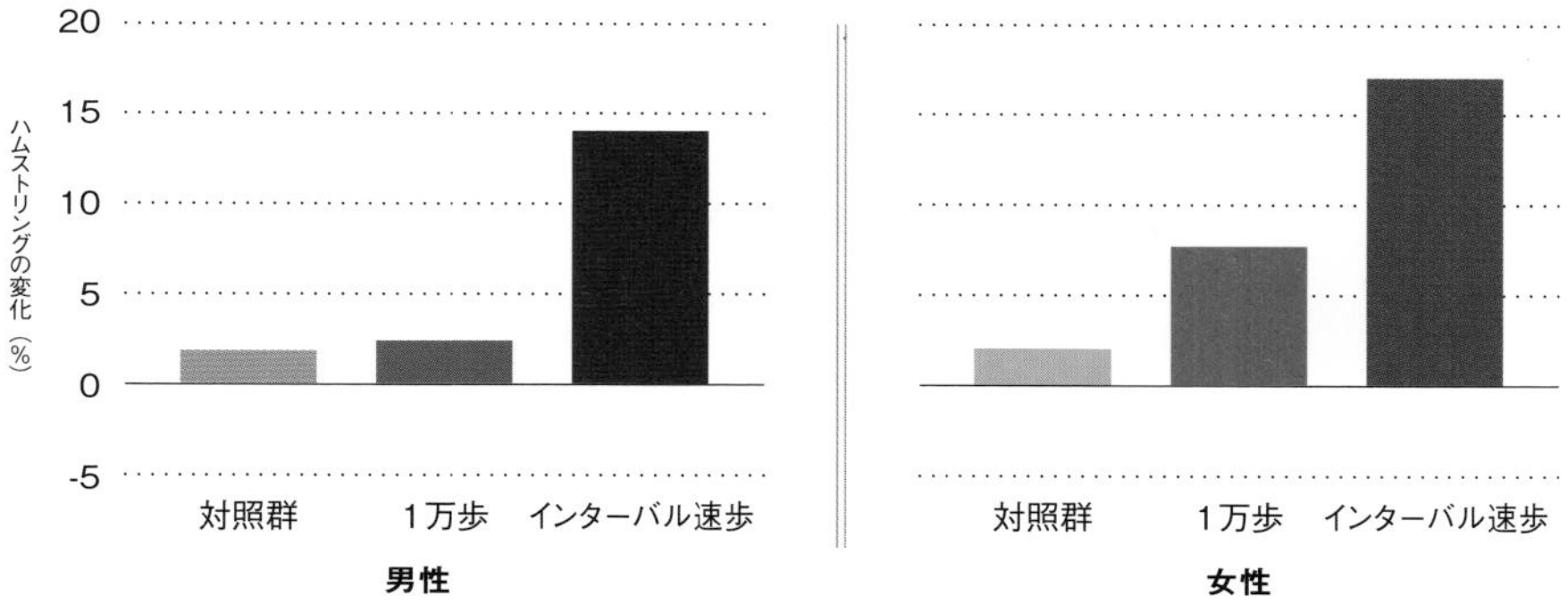

インターバル速歩による最高酸素消費量の変化(%)

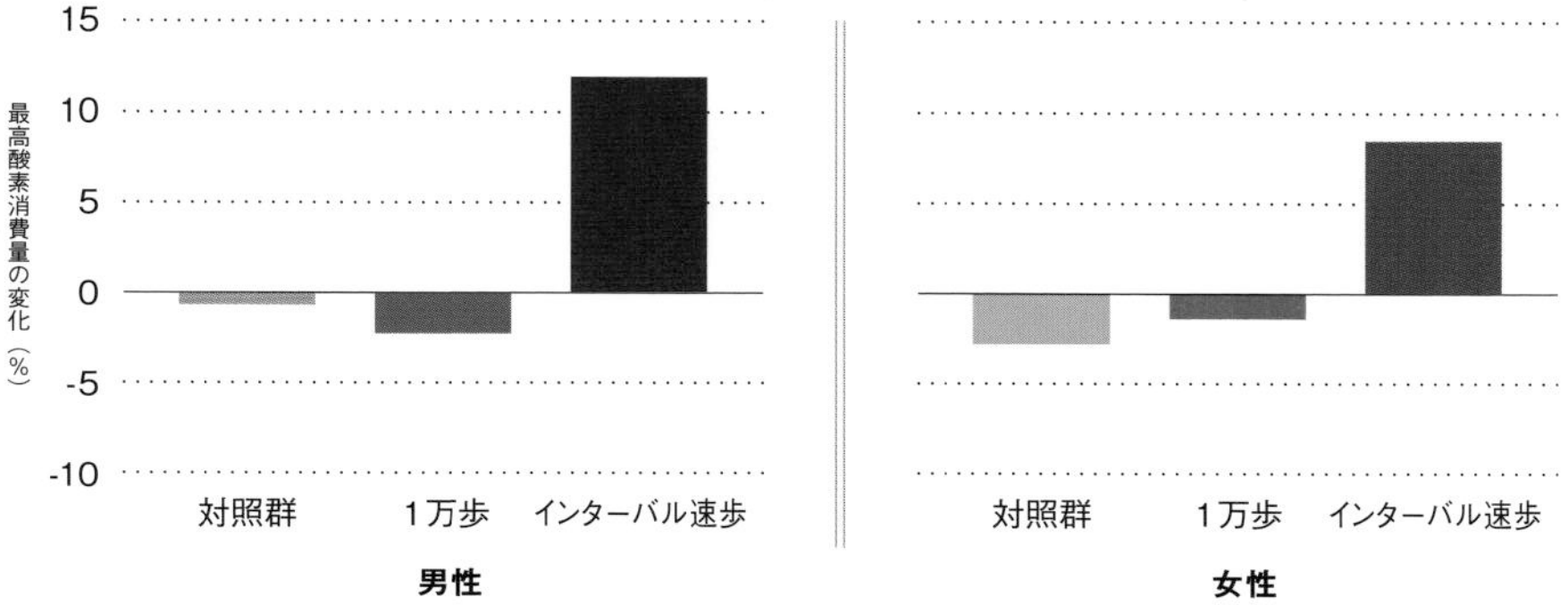

(出典:Nemoto K et al: Mayo Clinic Proceedings 82: 803-811, 2007.)

血液量が増加し全身を巡る

持久力向上のもうひとつのカギは血液量。筋肉をきたえて心臓へ戻す血液量を増やすだけでなく、全身へ送る酸素量も増やします。

インターバル速歩で起こること

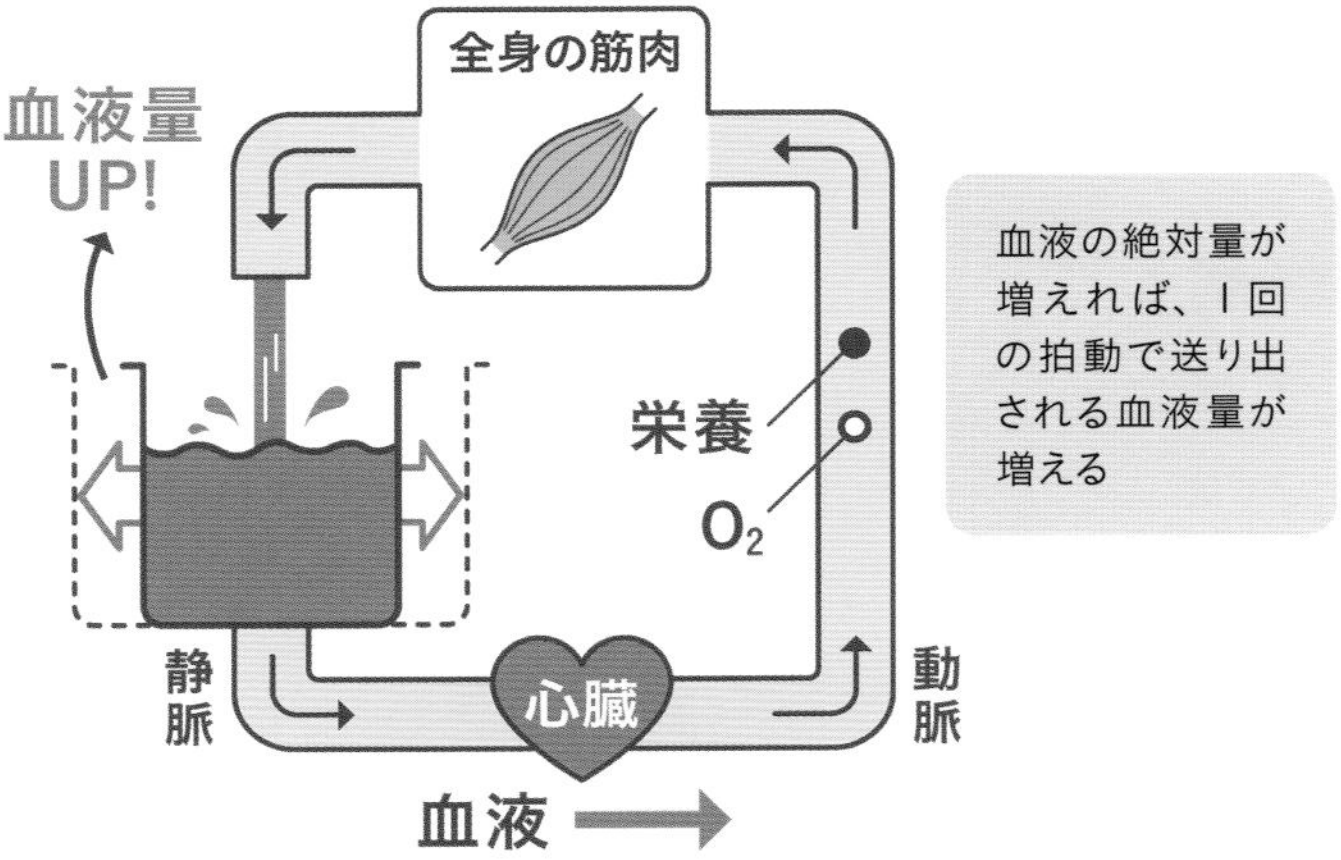

血液量が増えれば最高酸素消費量も増える

持久性運動のアスリートにはもうひとつ、「血液量が多い」という特徴があります。血管はゴム管のように弾力があるため、膨れた分だけ血液量を蓄えられます。**血液量が増えれば**、それを筋肉の律動収縮によって心臓に戻すことで、より1層1回の拍動で押し出せる量が増え、**全身へ行きわたる酸素量も増える**のです。

そのためには、むやみに1万歩歩き続けても無意味です。左のグラフを見てください。これは中高年者を対象に、早歩きと普通歩きを3分間ずつ交互に繰り返す「インターバル速歩」を1日30分、週4日以上、5か月間実施するように勧めたものです。ところが、参加者の中には、インターバル速歩以外に、早歩きばかりする人、普通歩きしかしない人が混在しています。

インターバル速歩・普通歩きの歩行時間別の最高酸素消費量の変化量の違い

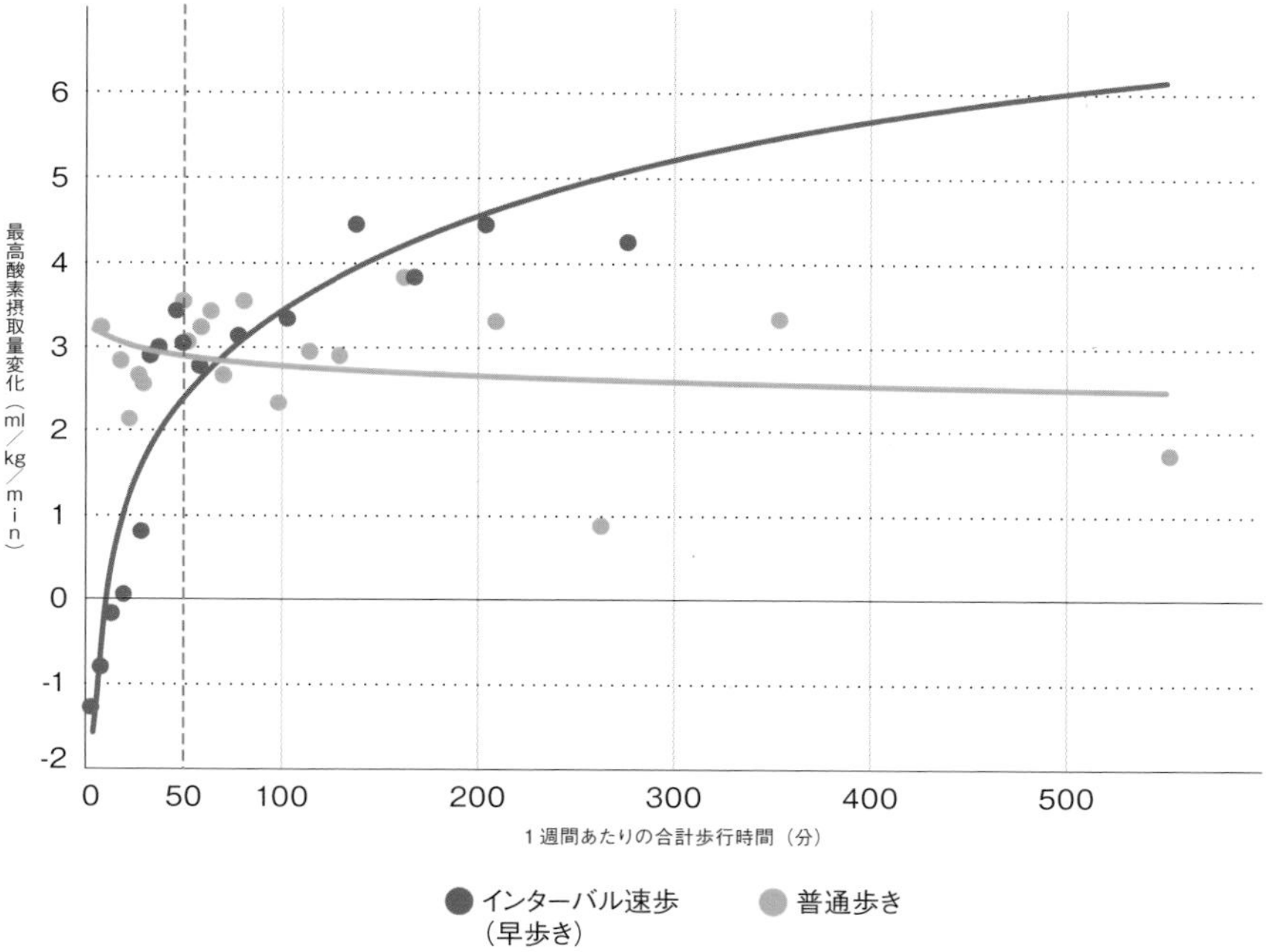

最初の十数分がマイナスになっているのは、トレーニング効果よりも加齢による低下の方が上回っているため。効果をプラスにするには、少なくとも週に20分以上歩く必要がある。

（出典：Masuki S et al Mayo Clinic Proceedings 94: 2415-2426, 2019.）

そこで、1週間平均の早歩き合計時間数（青点）、普通歩き時間数（橙点）、総歩行時間数にしたがって小グループにわけ、それぞれの1週間あたりの合計歩行時間と最高酸素消費量の変化値との関係をグラフにしています。

ダラダラ歩きに意味なし

早歩き時間が増加するのに比例して最高酸素消費量が順調に伸び、合計50分を過ぎると伸びがゆるやかになり、頭打ちになります。

一方、普通歩きではいくら歩行時間が増えても、最高酸素摂取量の値が増えません。

つまり、**普通にいくら長く歩いても、**「そこに何らかの運動強度の負荷がなければ**持久力は大きく伸びない**」ということです。

インターバル速歩の秘密

インターバル速歩の秘密はそこにあります。**個人の最大体力の70%以上の早歩き**をすれば、一週間あたりの早歩きの合計歩行時間に比例して持久力（最高酸素摂取量）が向上します。

では、合計歩行時間が長ければ、長いほど、効果が向上するのか、といえば、そうではなく、**週60分で頭打ちになりますので、それ以上する必要はありません**。

もっと、体力を上げたい方は、体力測定をして、新たな目標値を決めるか、これまでよりも、速い早歩きに挑戦することをおすすめします。

このように体力が上昇してくると、足全体の筋肉はもちろん、体幹の筋肉も使うため、今まで使わず眠っていた筋肉が覚醒し、少しずつ強くなります。筋肉が活動を始めれば基礎代謝が上がって脂肪が燃えだし……と、さまざまな効果へとつながっていくのです。

短期間で効果を実感できる

インターバル速歩の効果は、短期間で感じられるものから少しずつ変わるものまで盛りたくさん。体内の変化とともに見ていきましょう。

継続期間で見るさまざまな効果

早ければ２週間後から！

1日目
- 運動後、脚、下半身に温かさを感じる
- 心地よい疲労感

1週間〜
- 汗をかきやすくなる
- 夏は汗によって涼しく感じやすくなる
- 冬は体が温かく感じやすくなる

2週間〜
- 「なんだか快調だな」と感じ始める
- 体重が1kgほど減り始める
- むくみが取れ始める

1か月
- 「姿勢がよくなった」といわれる
- よく眠れるようになる
- 歩くのが楽になる

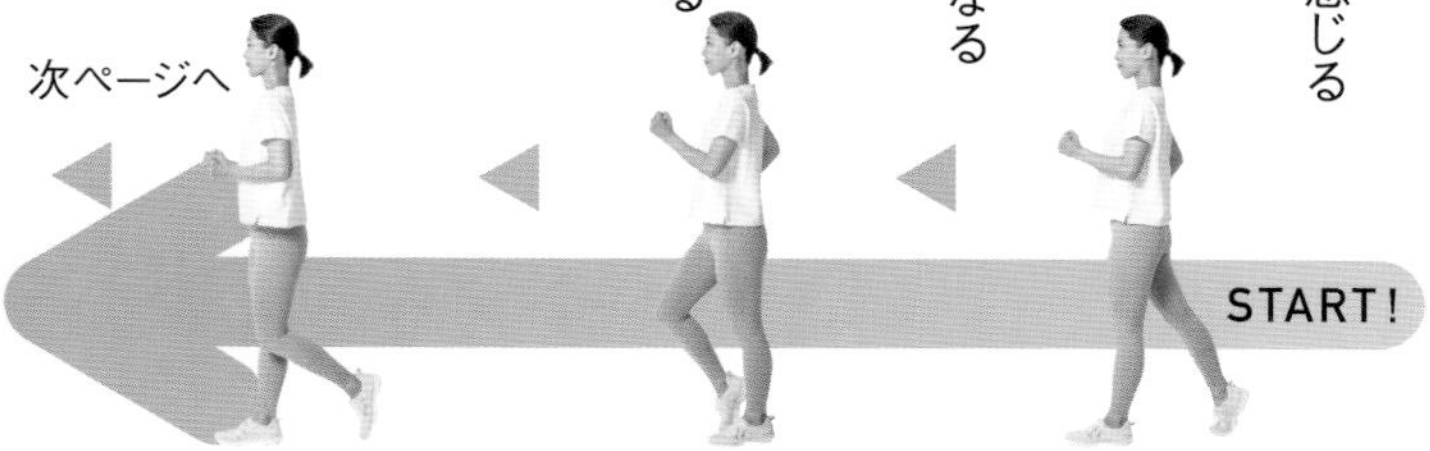

次ページへ

運動中・運動後の体内の変化

運動中
- 最初にATPが使われる
- ATPが枯渇し、それを産生するために糖を使うようになる
- 筋肉に疲労物質いわれる乳酸が溜まり始める
- 心拍数が上昇し、息がはずみ始める
- 酸素が筋肉へ届き、糖だけでなく脂肪も燃え始める
- 乳酸が筋肉に溜まるので、すね周辺が痛くなる
- 体が熱くなり、汗が出始める

運動後
- 筋肉に乳酸など代謝物質が蓄積し、水を引き込むので、筋肉が腫れる
- 筋肉で消費したグリコーゲンの回復、

速歩中に損傷した筋線維の修復などのための代謝が亢進し、体が温かく感じる
- このときに脂肪が燃焼する

2週間目〜
- 運動時に成長ホルモンなど蛋白同化ホルモンが分泌される
- 血管が柔らかくなり始める
- 血液量が増え始める
- 体内の水分量が増え始める
- 筋肉の代謝改善が始まる
- 筋肉の毛細血管が増え始める
- 筋肉ポンプ作用が強化される
- 心臓から拍出される血液量が増える
- 運動時の筋肉の酸素摂取量が増加して、乳酸ができにくくなる

2か月
- 疲れにくくなったと感じる
- 体が軽く感じる

3か月
- 風邪をひきにくくなる
- ブルーな日が減る
- 関節の痛みがとれてくる

4か月
- 肌にハリとツヤが出てくる
- 脚のラインがスッとしてくる
- お尻まわりのムダな肉がとれてくる

5か月
- 筋力が10％程度向上する
- 持久力が上がったと実感する
- 血圧、血糖、肥満が20％程度改善する

1年
- 体力に自信がつく
- 山登りなど、新しいことに挑戦したくなる

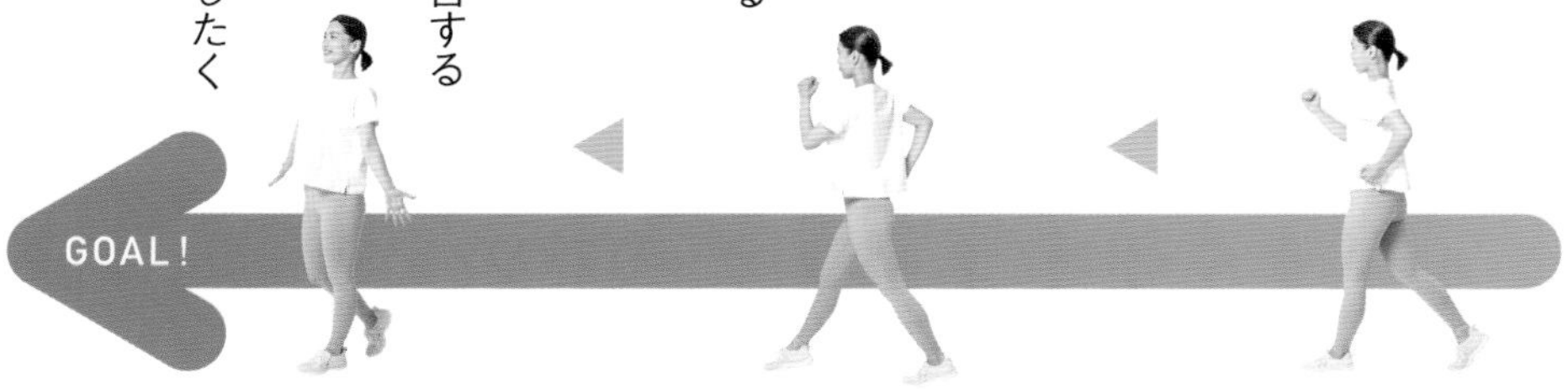

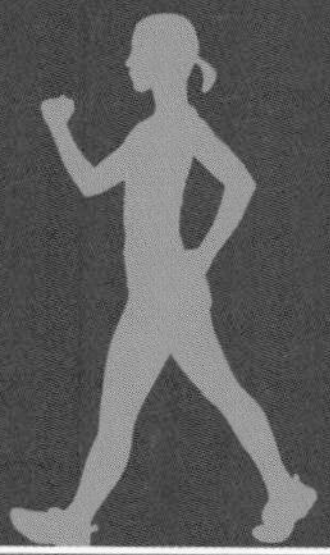

第2章

筋力アップだけではない、科学的に立証された効果

サイトカインが"がん"の引き金!?

年を取ることで起きる体の不調や病気。その多くが体力低下にともなう「炎症」という生体反応によって起きている可能性が高いのです。

慢性炎症から体の不調が始まる

運動不足と肥満が慢性炎症を引き起こす?

「運動不足や肥満になると、全身で慢性的な炎症が起きる」。そんな驚きの報告がされたのは2008年、有名学術誌上でのこと。

炎症はばい菌などが体内に入ったときに起こる生体反応で、赤く腫れたり熱を出したり化膿したりします。一方、それらの炎症反応とは別に、運動不足や肥満により全身の至るところで慢性的に発生する炎症反応もあります。この場合熱を持ったり膿んだりするのはまれですが、極めて低レベルの炎症が全身に起こります。

問題は「炎症が特にどこで起こるか」です。それが脂肪細胞なら糖尿病に、免疫細胞に炎症を起こして血管が影響を受ければ動脈硬化や高血圧に、脳で起きれば認知症やうつ病になります。

こうした炎症反応を引き起こす物質は〝炎症性サイトカイン〟と呼ばれ、ときに遺伝子にも影響を及ぼし、がんを引き起こします。

サイトカインとは?

細胞の中で作られ、放出される糖蛋白質の総称。さまざまな種類があり、それぞれ炎症を引き起こしたり抑制したりする役割やウイルス撃退の役割、細胞が増えるのを助ける役割などを担っています。本来、炎症反応は体の不調や異常を治すもの。悪い現象ではありません。

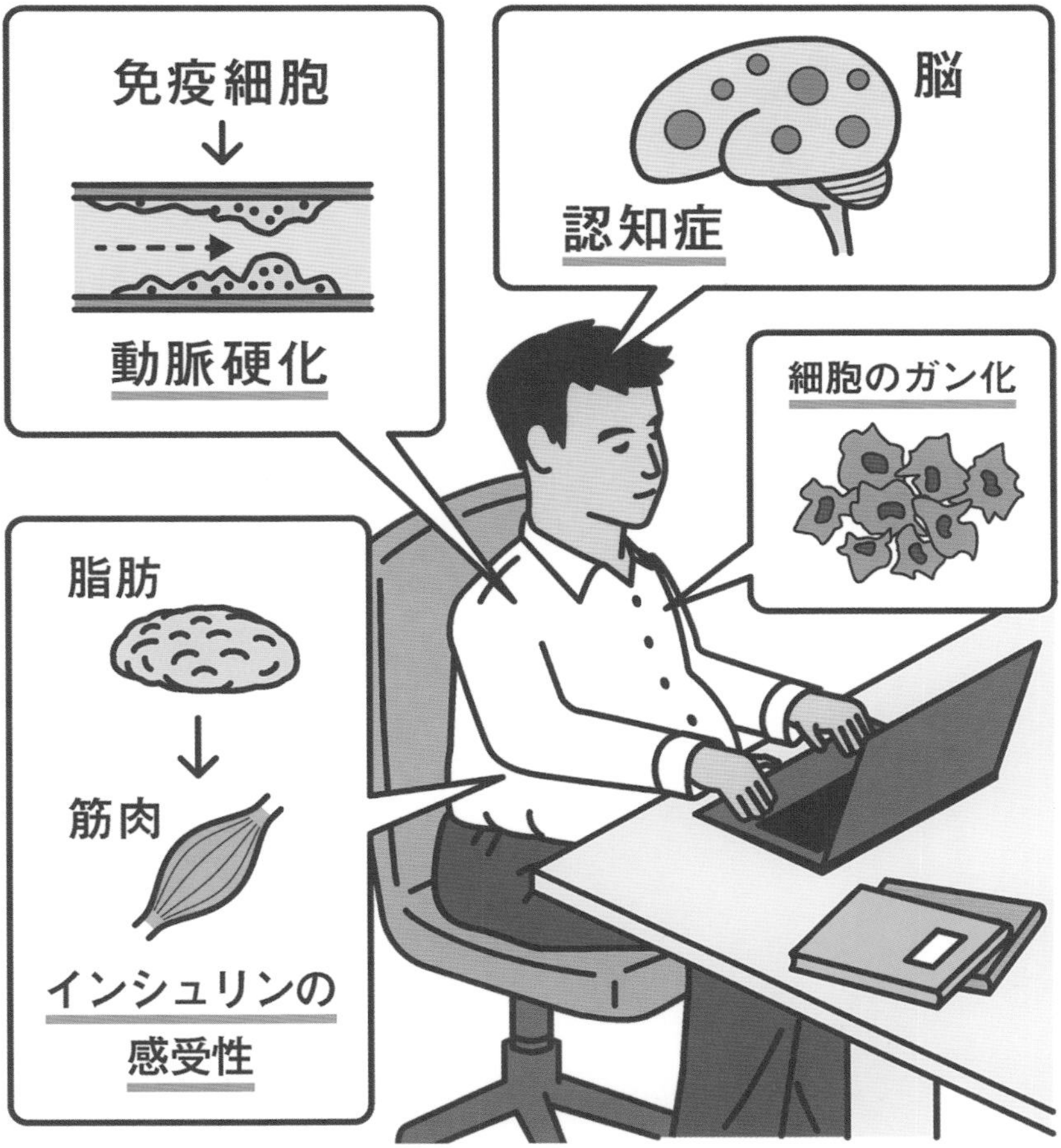

慢性炎症は運動不足や肥満など、日常的にあまり動かず体力が低下する環境下で起きます。高血圧や糖尿、動脈硬化など、多くの病に至るきわめて初期の“発火”みたいなものと考えましょう。そのまま消えてしまうこともありますが、予期せぬ大事に発展しかねない病気の種火なのです。

（出典：Masuki S et al Mayo Clinic Proceedings 94: 2415-2426, 2019.）

ミトコンドリアは万能薬！活性化を目指そう

いろいろな病の原因になる慢性炎症は、どう回避すればよいのでしょう。細胞の中の小器官・ミトコンドリアがカギとなります。

活性酸素の分泌を抑えよう

どこで炎症が生まれたか？

ではなぜ、運動不足や肥満で慢性的な炎症が起きるのか。そこに〝ミトコンドリア〟が関係しているとわかってきました。

加齢や運動不足で体力が低下すると、細胞内のミトコンドリアの活動も低下します。動のエネルギーとなるアデノシン三リン酸（ATP）を量産しなくてもよいからです。ミトコンドリアは、糖や脂肪を燃やし（酸素と結合させ）、その際、発生するエネルギーからATPを産生します。いわば、自動車のエンジンです。でも、ミトコンドリアの量が減ったり、その活性が落ちてくると「不完全燃焼」を引き起こし、いわゆる「排ガス」を発生します。これが「活性酸素」です。運動によって、**ミトコンドリアの量を増やしたり、機能を活性化する**ことが、炎症性サイトカインの分泌を抑制し、慢性炎症を抑制し、さまざまな病気の根本治療につながるのです。

ミトコンドリアとは？

地球に生命が誕生した頃、細胞の中に入り込んで共生を始めた元・別の生命体。ほぼすべての細胞の中におり、糖や脂質、酸素から人体を動かすエネルギー・ATPを作りだします。そのおかげで、私たちは体を自由に動かし、呼吸で体内に取り込んだ酸素を使えるようになりました。

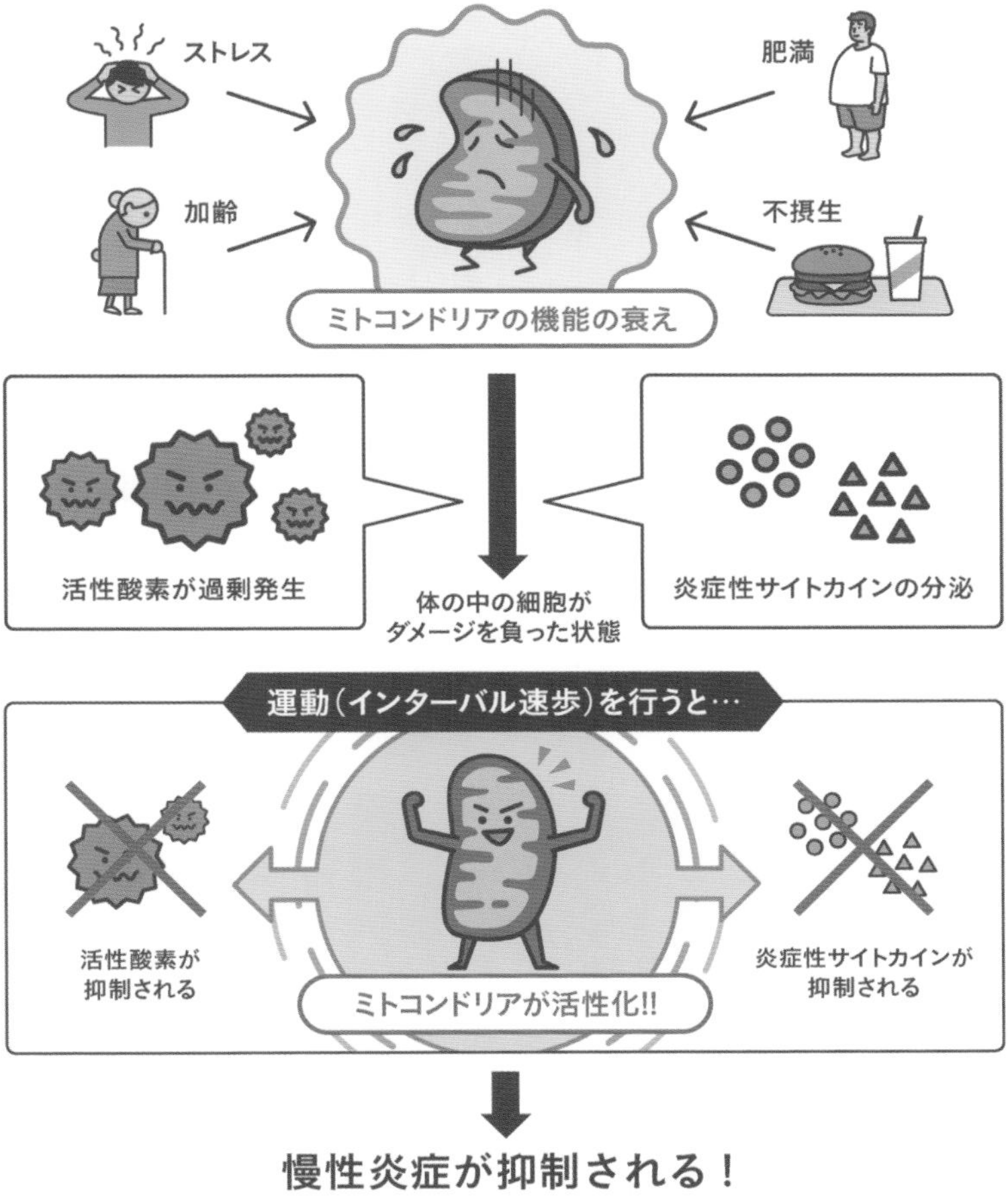
ストレス
肥満
加齢
不摂生
ミトコンドリアの機能の衰え
活性酸素が過剰発生
体の中の細胞が
ダメージを負った状態
炎症性サイトカインの分泌
運動(インターバル速歩)を行うと…
活性酸素が
抑制される
ミトコンドリアが活性化!!
炎症性サイトカインが
抑制される
慢性炎症が抑制される！

運動によって、ミトコンドリアの量を増やして機能を活性化すると、慢性炎症を抑制することができます。

（『いくつになっても自分で歩ける！「筋トレ」ウォーキング』能勢博（青春出版社）P57 ～ P59 を参考に編集部で作成）

引き締まり、やせやすくなる！（脂肪縮小・筋肥大）

インターバル速歩で筋肉がきたえられると、筋肉が太くなるだけでなくミトコンドリアの活性化による組織の縮小が起こります。

基礎代謝が上がって体が引き締まる

筋肉がつくと基礎代謝が上がるのは、筋肉が熱を生みだす器官だからです。筋肉は実際に体を動かすときだけでなく、いつでも、動き出せるようにアイドリング（ウォーミングアップ）をしています。そのために、一日中エネルギーを生産し、消費した結果、熱を産生します。それが基礎代謝の大部分を占めます。したがって、筋肉が増えればエネルギーと熱を作る場所も増えるため、何もしていなくても消費カロリーが増えるという仕組みです。

インターバル速歩では主に全身の約60％を占める下半身の筋肉がきたえられます。それだけの量の筋肉が活性化し、充分に働くようになれば、体内の脂肪は確実に消費されていきます。ですから、「筋肉が強く、太くなったらよけい大根足になる！」などと心配しなくても大丈夫。**筋肉が太くなるよりも多くの量の脂肪が減る**ため、細くキュッと引き締まったボディラインが得られます。

運動後も燃え続ける!?

運動後、酷使した筋肉を触ってみてください。30分経ってもほんのり温たかいでしょう。その状態は1～2時間続きます。その間、筋肉は周囲から栄養を吸収し、回復に努めているのです。つまり、脂肪も回復のためのエネルギーを供給するために燃え続けているわけです。

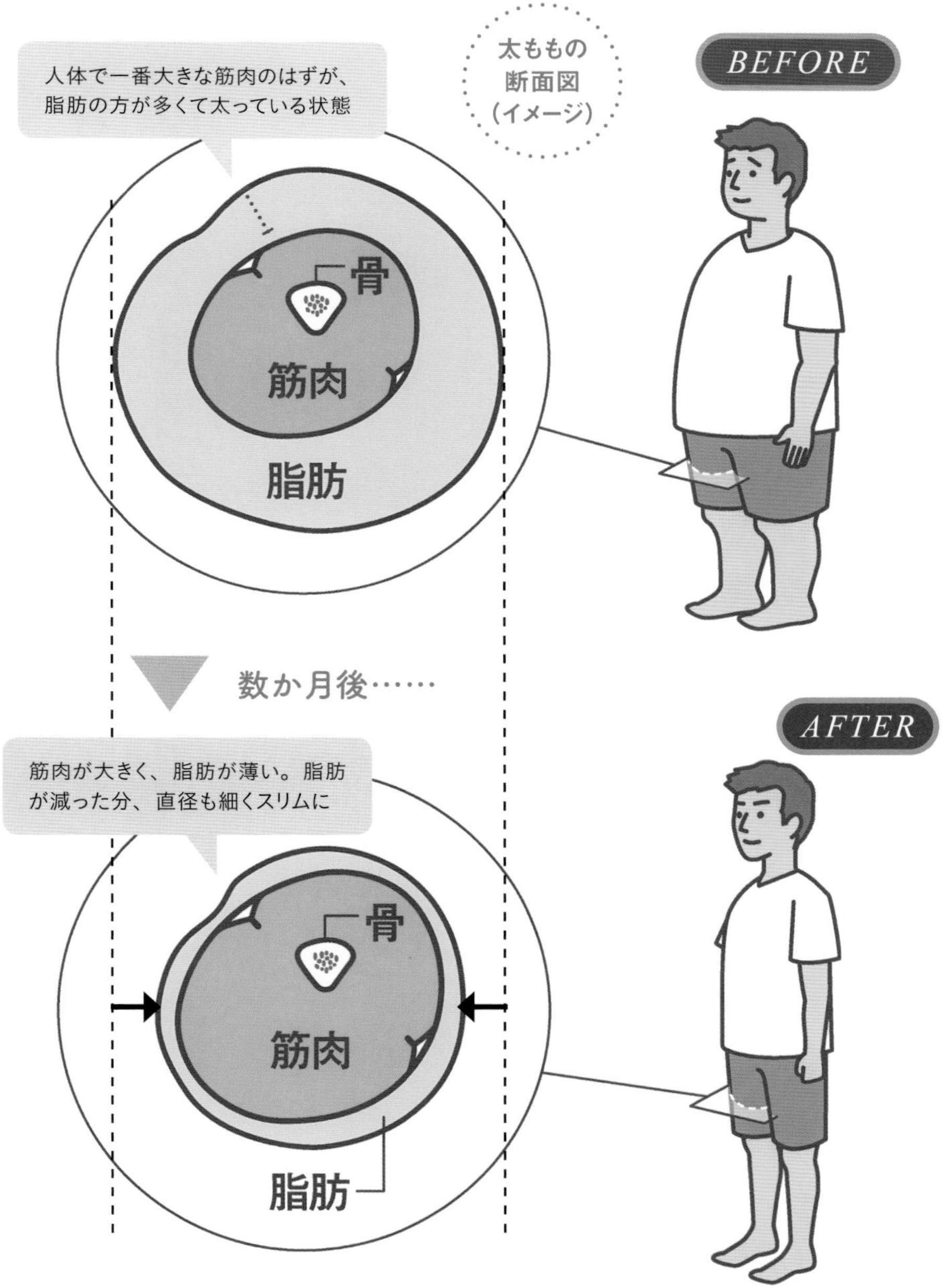
人体で一番大きな筋肉のはずが、
脂肪の方が多くて太っている状態
太ももの
断面図
（イメージ）
BEFORE
骨
筋肉
脂肪
数か月後……
AFTER
筋肉が大きく、脂肪が薄い。脂肪
が減った分、直径も細くスリムに
骨
筋肉
脂肪

脂肪はエネルギーの素。筋肉を使うほど周囲の脂肪も減っていき、少しずつスリムなボディラインへと近づいていきます。

暑さ・寒さに強くなる！（熱生産と熱放散）

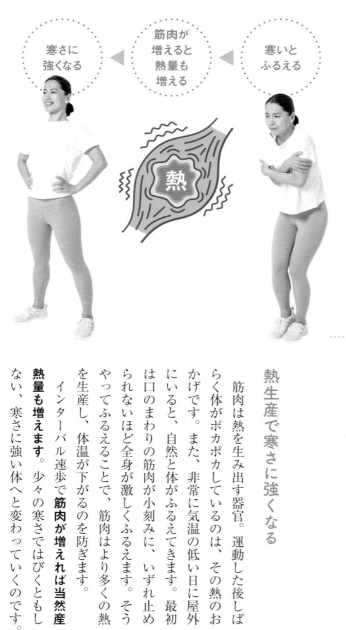

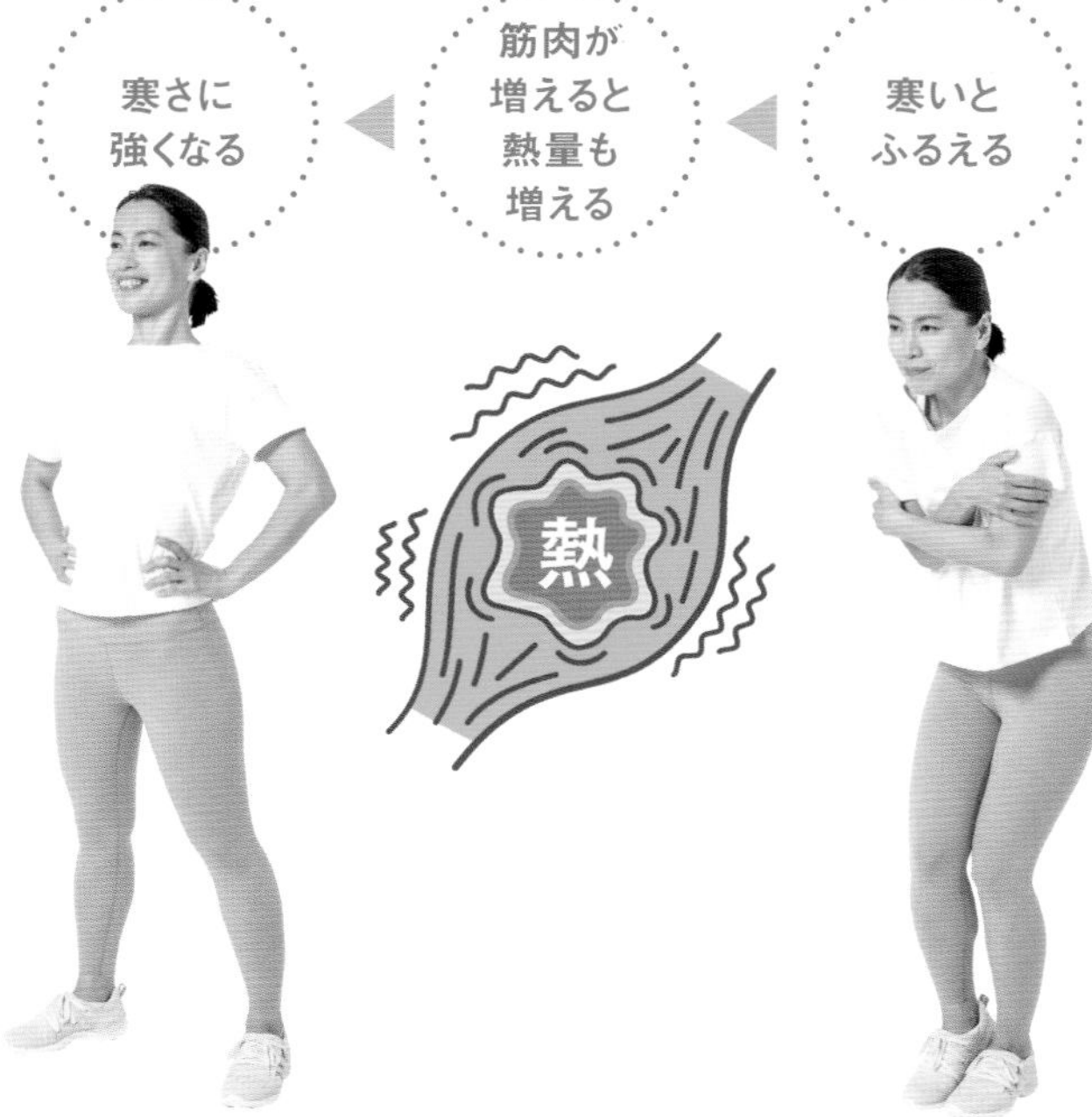
寒いと
ふるえる
筋肉が
増えると
熱量も
増える
寒さに
強くなる
熱

インターバル速歩で増えた筋肉は寒さに対して、増加した血液は暑さに対して、耐性の高い強い体へと変えてくれます。

熱生産で寒さに強くなる

筋肉は熱を生み出す器官。運動した後しばらく体がポカポカしているのは、その熱のおかげです。また、非常に気温の低い日に屋外にいると、自然と体がふるえてきます。最初は口のまわりの筋肉が小刻みに、いずれ止められないほど全身が激しくふるえます。そうやってふるえることで、筋肉はより多くの熱を生産し、体温が下がるのを防ぎます。

インターバル速歩で**筋肉が増えれば当然産熱量も増えます**。少々の寒さではびくともしない、寒さに強い体へと変わっていくのです。

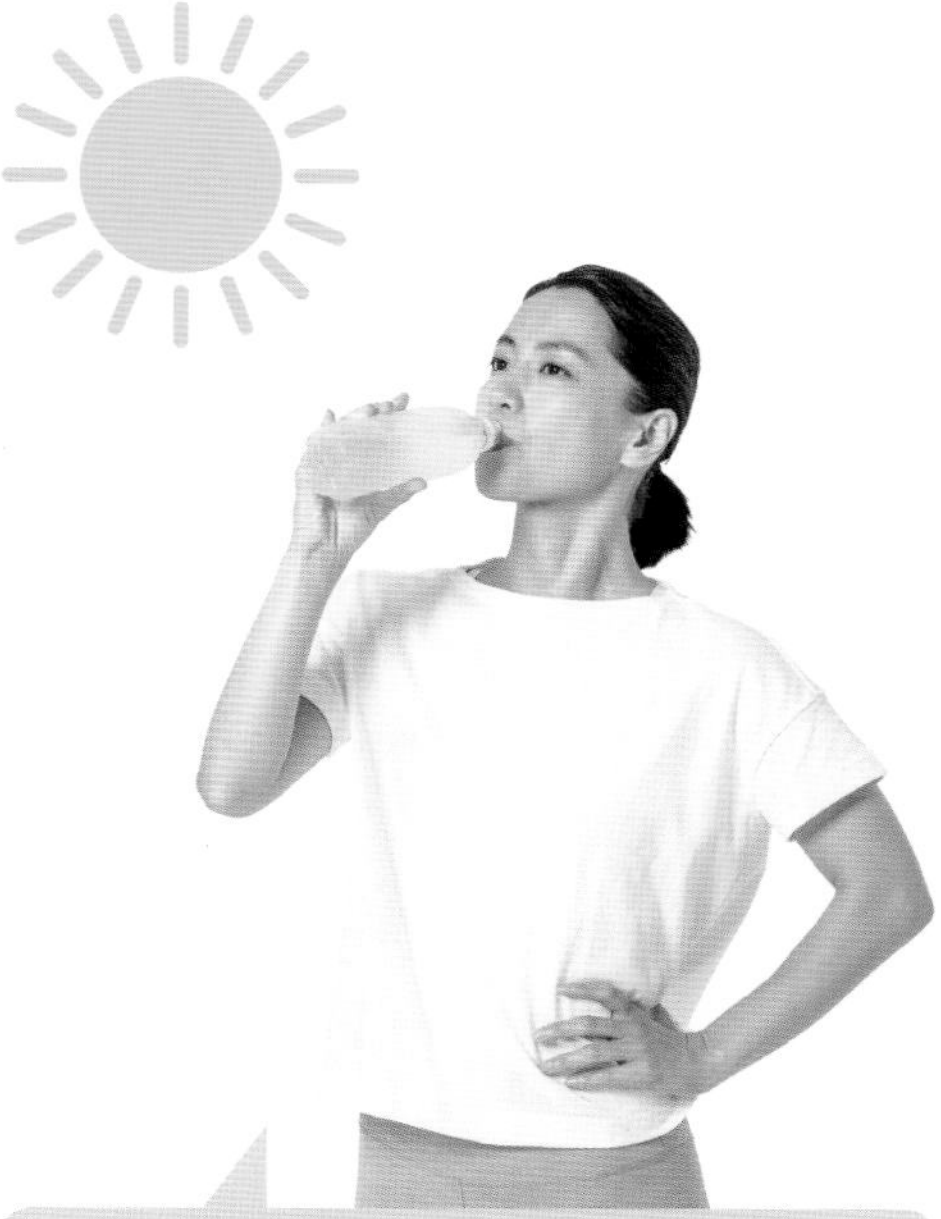

皮膚表面の血管から熱が体外へ逃げていく。同時に汗をかいて、気化熱として体温を下げる（汗については次のページで解説）

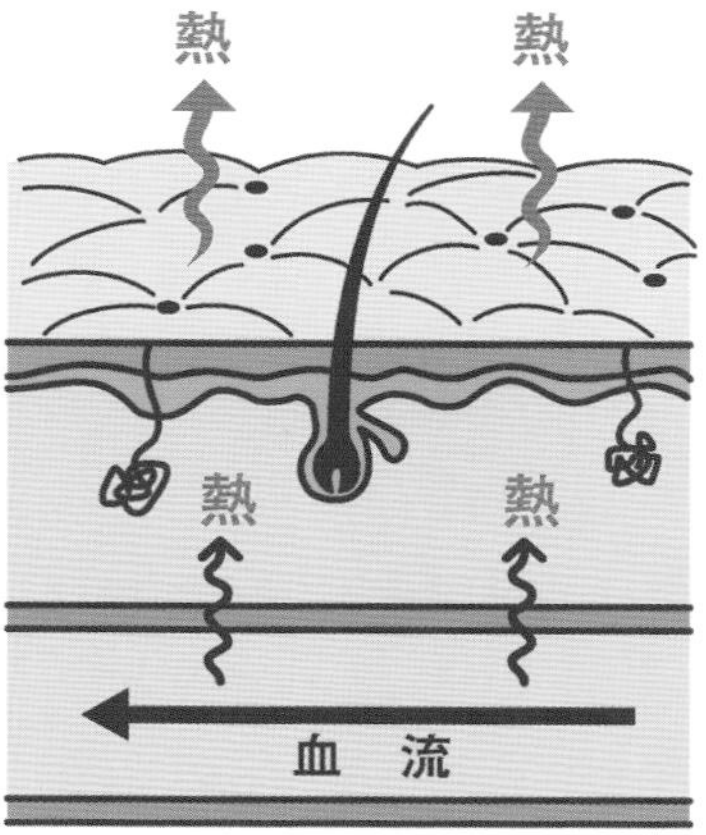

皮膚表面の血流が増えて体温を逃がす「熱放散」と、汗をかくことで、体温を効率的に下げる

熱放散で暑さに強くなる

逆に、夏場の猛暑や運動などで体が想定以上の熱を持つと、体は二段階の熱放散メカニズムで体温調節を行います。皮膚血流と発汗です。「熱は高いものから低いものへ移る」と理科で習ったでしょう。体温も同じです。たとえば、机を素手で触って、冷たく感じるのは、手の皮膚表面から机へ熱が逃げているから（それが皮膚血流による熱放散です）。

体温が上昇すると**皮膚表面の血管が拡張し、流れる血液量が増加します**。火照《ほて》って赤くなっている状態です。すると、血液から皮膚を通して体温が放散され、気温の低い外気へと熱を逃がします。インターバル速歩では血液量が増えるため、何もしていない人に比べて皮膚血流量が増加するので効率よく、スムーズな熱放散が行われるのです。

肌ツヤがよくなり若々しさがよみがえる！

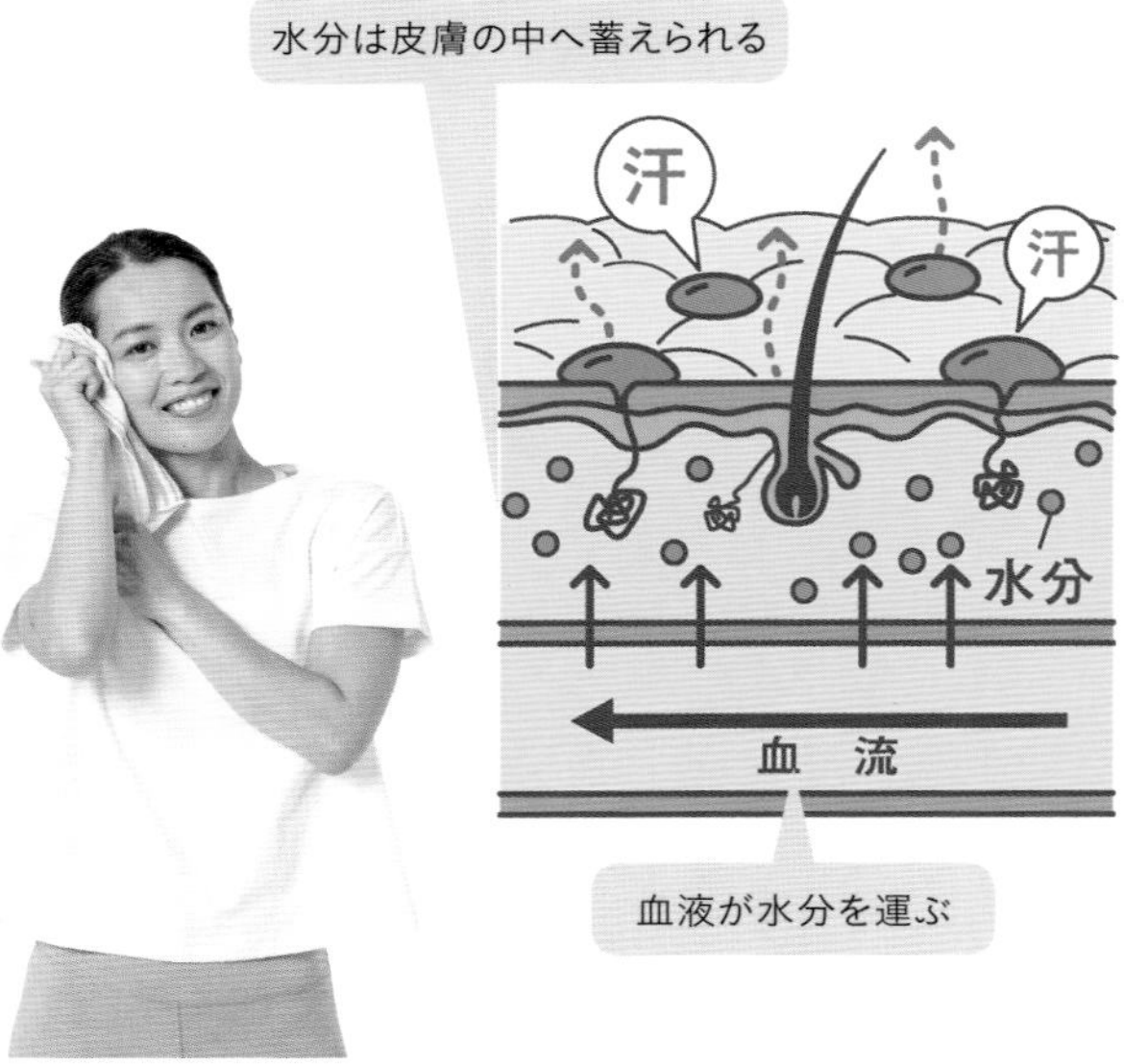
水分は皮膚の中へ蓄えられる
汗
汗
水分
血　流
血液が水分を運ぶ

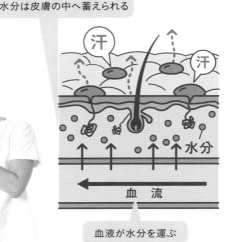

インターバル速歩による血液量の増加とホルモン分泌が、若い頃の透き通るようなもっちり肌とハリ艶をよみがえらせます。

汗をかけばもっちり美肌に

次は発汗、汗をかくことについてです。汗は体温調節機能のひとつで、皮膚表面から蒸発する際に体温を奪うことで熱を下げています。〝気化熱〟という現象です。

汗の素になるのは私たちが口にした水分。胃腸で吸収され、血液に入って**全身へ運ばれ**、**水分の一部は皮膚に蓄えられます**。そのため、**水分を保った肌、もちっとした肌**へと変わるのです。

さらに充分な汗がかけるようになると、毛穴や汗腺、皮脂腺などの老廃物が洗い流されるため、くすんでいた肌がきれいな肌色へと変わります。保湿&美肌効果もあるのです。

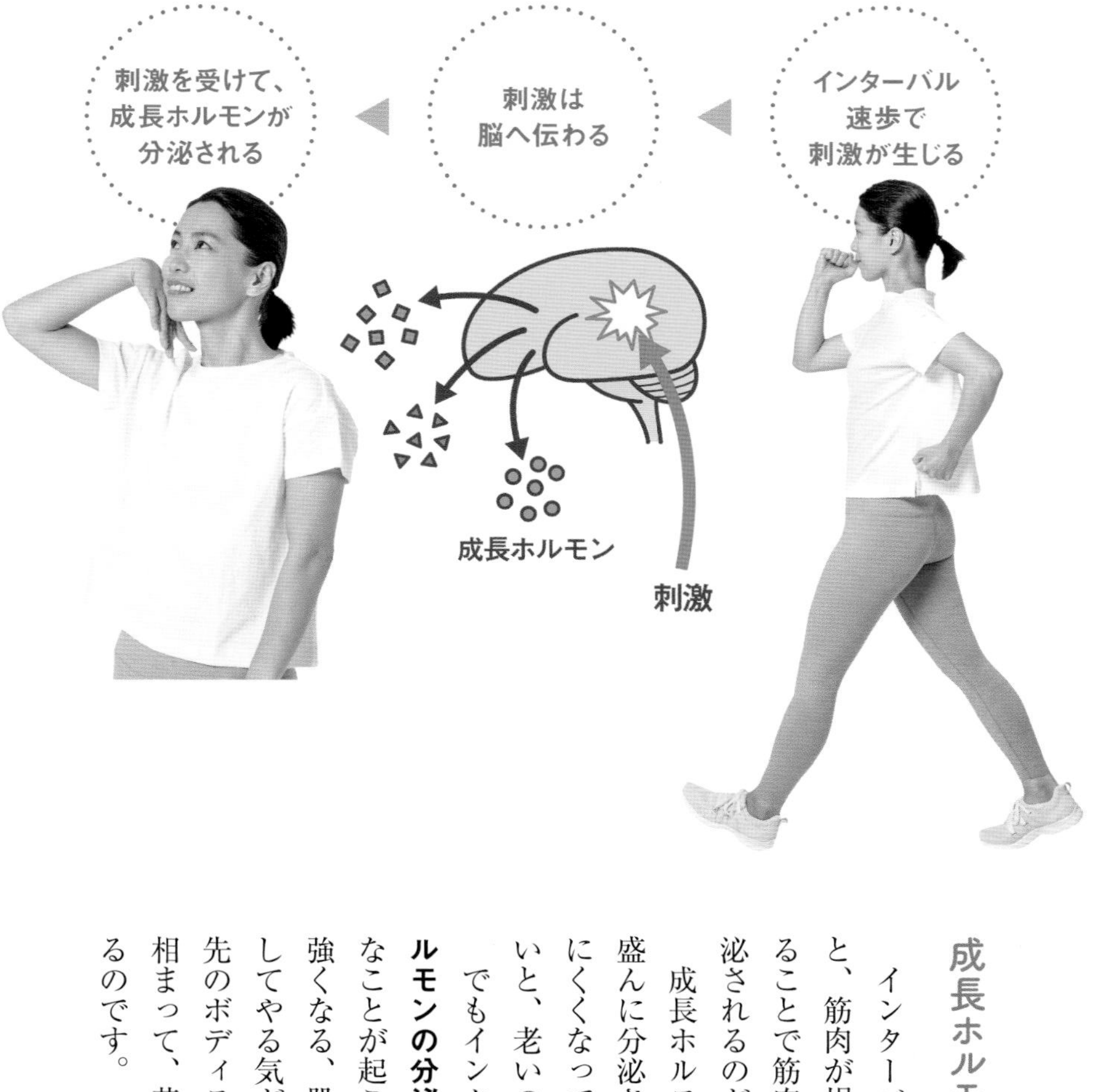
刺激を受けて、
成長ホルモンが
分泌される
刺激は
脳へ伝わる
インターバル
速歩で
刺激が生じる
成長ホルモン
刺激

成長ホルモンの分泌が活発化

インターバル速歩で怠けていた筋肉を使うと、筋肉が損傷して筋肉痛が起き、超回復することで筋肉が強くなります。そのときに分泌されるのが、〝成長ホルモン〟です。

成長ホルモンは乳児期から思春期にかけて盛んに分泌されますが、年をとると分泌されにくくなって、あえて自分で分泌を刺激しないと、老いの過程へと突入します。

でもインターバル速歩によってその**成長ホルモンの分泌を再活性化させると**、いろいろなことが起こります。たとえば、筋肉や骨が強くなる、肌に色ツヤとハリが出てくる、そしてやる気が出てくる、集中力が上がる……。その先のボディラインの回復&保湿&美肌効果と相まって、若々しさと活力がよみがえってくるのです。

生活習慣病が改善する！

なかなか改善しない生活習慣病。運動の必要性は昔からいわれていますが、インターバル速歩では5か月で結果が出ます。

インターバル速歩による血圧の変化（mmHg）

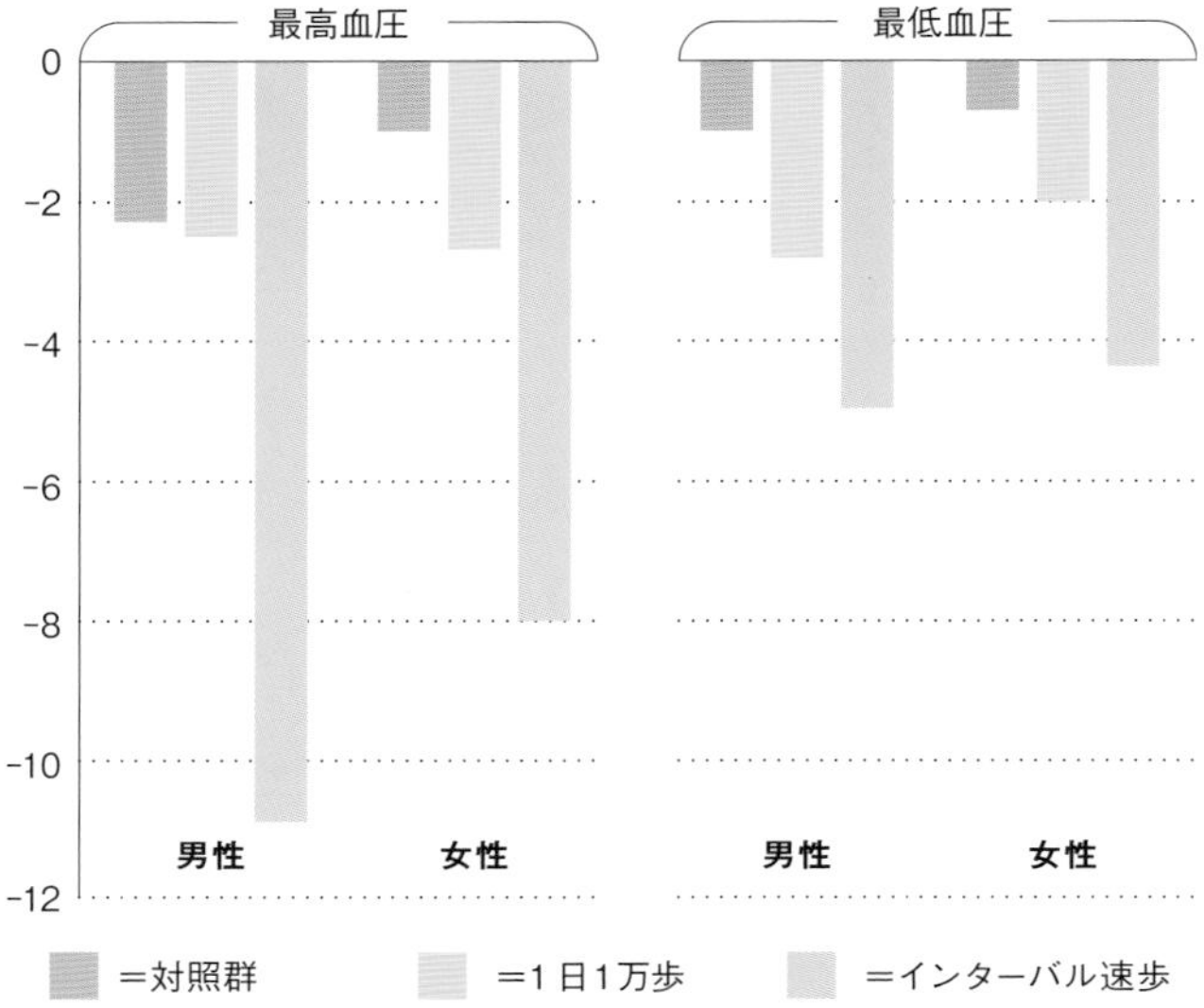

（出典：Nemoto K et al: Mayo Clinic Proceedings 82: 803-811, 2007.）

高血圧は大病の原因になる

血圧は心臓が拍動して血液を押し出したときの力。それは「血液が血管を押す力」といってもよいでしょう。その圧力が強すぎると、それに反応して血管が太く硬くなってその結果、破れやすくなり、脳出血や心筋梗塞などの大病へとつながります。

インターバル速歩では、高血圧を含めて生活習慣病の改善にどの程度効果があるかを検証しています。何もしない対照群と毎日1万歩歩く人たち、インターバル速歩を続ける人たちの3つのグループに分けて、血圧の変化を5か月間追跡調査しました。

男女・体力別の生活習慣病の有病率（※）

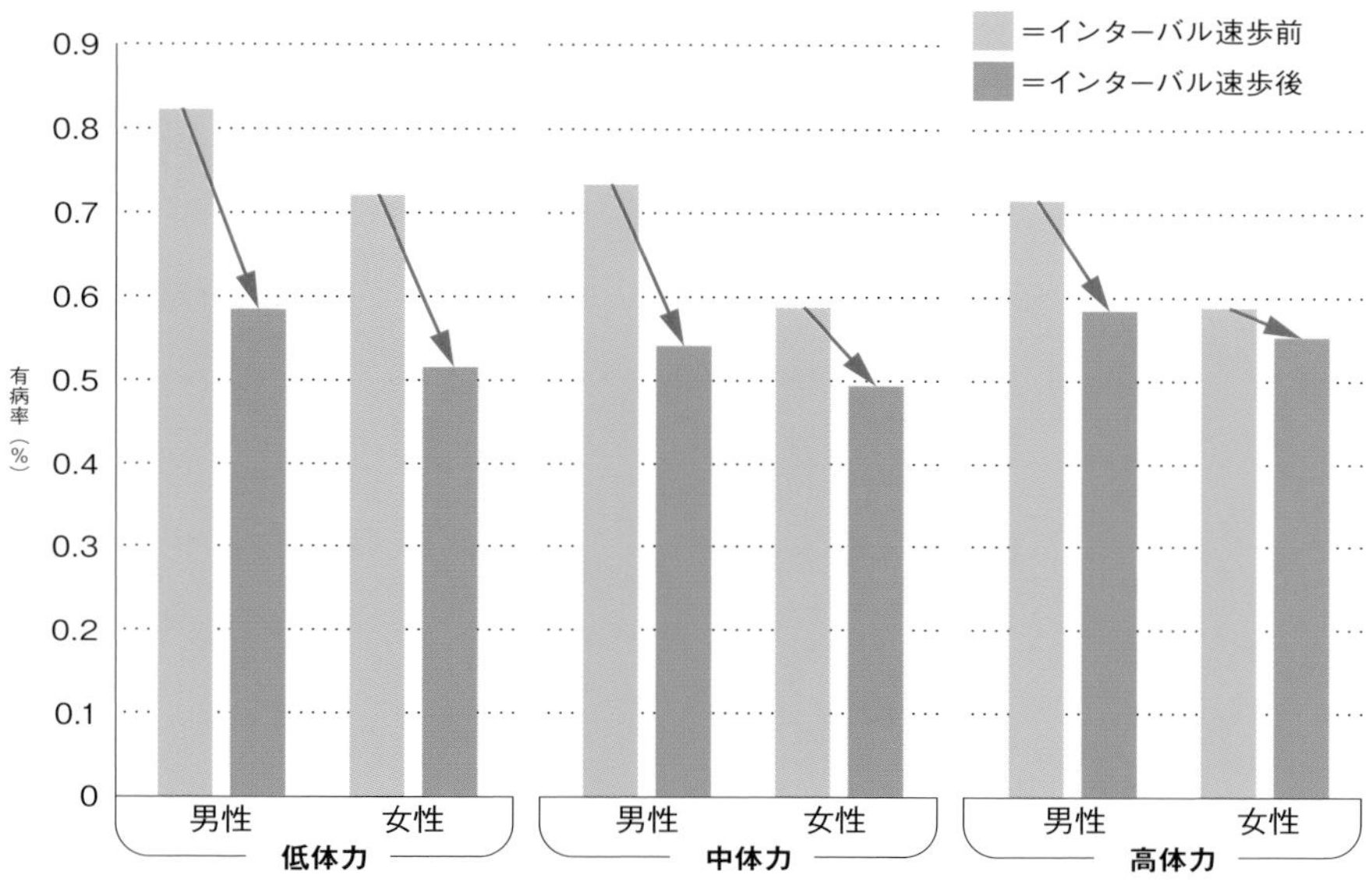

=インターバル速歩前
=インターバル速歩後
有病率（%）
0.9
0.8
0.7
0.6
0.5
0.4
0.3
0.2
0.1
0
男性
女性
低体力
男性
女性
中体力
男性
女性
高体力

※有病率とは、集団の中でその病気に罹患している割合のこと

（出典：Morikawa M et al.: Br J Sports Med 45: 216-224, 2011.）

なかなか下がらない血圧が下がった！

調査の結果、インターバル速歩では最高血圧が平均9ｍｍＨｇ、最低血圧が平均5ｍｍＨｇ低下しました。これは今後**5年以内に循環器系疾患になる確率を40％低下させる値**です（右上グラフ）。

また、上のグラフは高血圧症と判定された中高年者666人を男女別・体力別に、5か月間のインターバル速歩でどれくらいの方が症状がなくなったか調べたものです。

どのグループも改善していますが、**特に低体力の人ほど顕著な改善が見られます**。つまり、インターバル速歩によって筋力や持久力が向上すれば血圧が低下し、心臓や血管への負担が軽減されたということになります。もちろん、インターバル速歩では5か月ごとに負荷を個人の早歩きの目標レベルで再設定するため、以降もさらなる改善が見込めます。

硬くなった動脈が柔らかくなる

動脈硬化とは、心臓から全身へ血液を送る動脈の柔らかさが失われ、硬くなる症状です。原因は、コレステロールや中性脂肪濃度、肥満、運動不足、喫煙など高血圧の原因と重複するものと考えられています。また、加齢によってじょじょに血管壁の弾性線維が少なくなるのも原因です。治療するには食事療法（減塩療法）や運動などが推奨されていますが、一旦硬くなった動脈を柔らかくするのは難しいといわれていました。

ところが、最近、インターバル速歩の早歩きのような「ややきつい」と感じる運動によって、一旦硬くなった血管も柔らかくなることが明らかになりつつあります。その理由として、高い血流が血管内皮細胞を刺激してＮＯ（一酸化窒素）が分泌され、これが**血管壁を柔らかくする**こと、さらに、**運動によって血管内皮細胞と血管平滑筋の間の炎症が抑えられる**ことなどが考えられています。

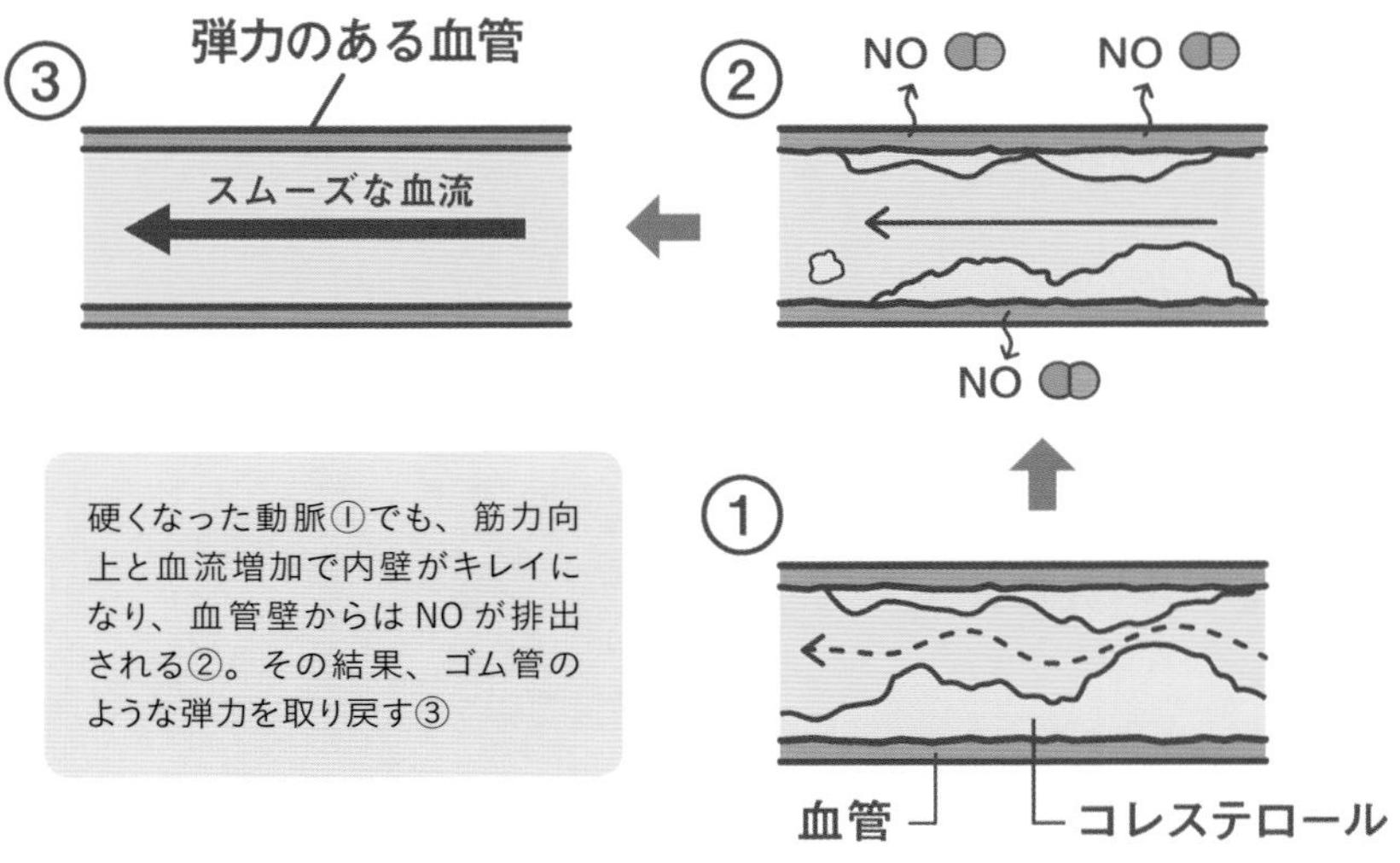
③
弾力のある血管
スムーズな血流
②
NO
NO
NO
①
血管
コレステロール

硬くなった動脈①でも、筋力向上と血流増加で内壁がキレイになり、血管壁からはNOが排出される②。その結果、ゴム管のような弾力を取り戻す③

男女・体力別の高血糖の有病率

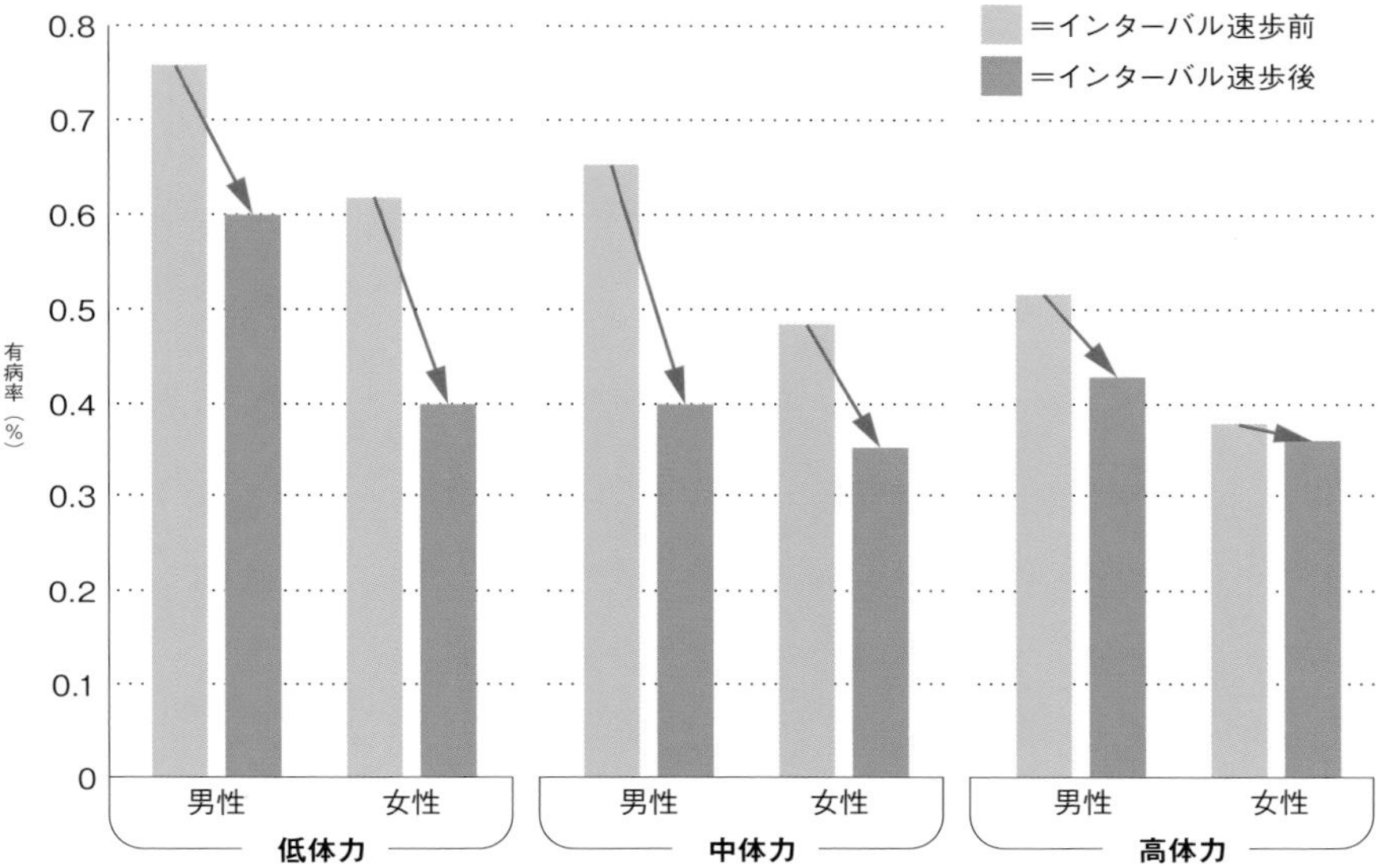

（出典：Morikawa M et al.: Br J Sports Med 45: 216-224, 2011.）

血糖値は、低・中体力の人が大きく改善

血糖値にも大きな改善が見られました。

50ページの実験に際の空腹時血糖も見たところ、インターバル速歩の前後で「症状がある」と判定された人は体力に関係なく減少しています。特に**低・中体力者の改善率が高く、体力の低い人ほど効果が高い**ことがわかります。

これは糖尿病をはじめとする生活習慣病の改善には基礎体力を向上させることが最も有効であることを示唆します。

すなわち、運動不足の人、肥満気味の人、体力の低下を実感している人などで血糖値や血圧に異常が出た場合は、まずは5か月間しっかりインターバル速歩を実践してから再検査に臨めば、生活習慣病の診断を回避できる可能性が高いということです。

認知症の予防になる

運動と脳は無関係に見えますが、脳血流改善による効果でスッキリするとともに、心の安定や記憶にもよい影響を与えます。

BDNFとセロトニンを量産し始める

認知症は記憶を司る海馬などが委縮して起きる病気ですが、最近の研究報告によれば、運動トレーニングによって脳血流量が増加すると、症状が改善するといわれています。

そのカギとなるのは〝**BDNF**〟（脳由来神経栄養因子）と呼ばれる蛋白質。脳血流が改善されると脳でBDNFが盛んに作られるようになります。BDNFは、**海馬の神経細胞の成長や再生をうながす役割**を担っているため、記憶や学習といった認知機能の維持、向上を促進してくれるのです。

また、BDNFが増加すると三大神経伝達物質のひとつ〝セロトニン〟の分泌も活発になるとされています。セロトニンが不足するとうつや暴力などの症状が出ますが、それが活発に分泌されるようになるため、精神が安定し、頭の中がスッキリしてくるのです。

要介護者でも実証

75歳以上で介護度Ⅰ〜Ⅱの方々9名に対しても検証しています。ストックや手押し車を使い、休み休みで毎日合計11分歩いてもらった結果、3か月後には最高酸素消費量、大腿四頭筋筋力がともに10%アップ。声掛けに対する応答が改善し、認知機能の向上が見られました。

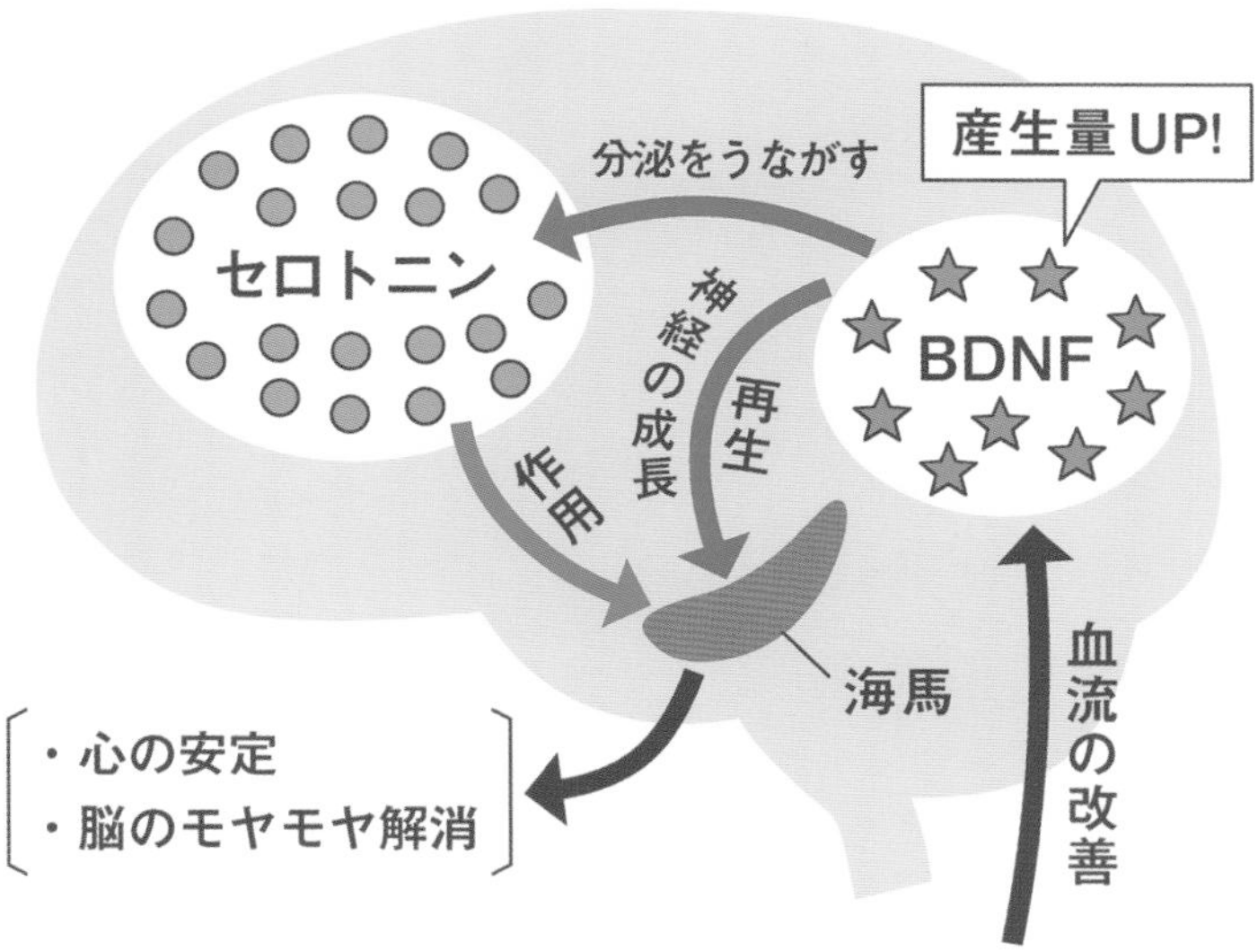

血流が改善されると脳にも十分な栄養や酸素が届き、脳由来神経栄養因子（BDNF）が活性化します。神経の成長・再生がうながされるとともに、セロトニンの分泌も増加します。BDNFもセロトニンも海馬をはじめとする脳の広範囲に影響を与え、頭の中のモヤモヤが晴れ、心を安定させます。

（『いくつになっても自分で歩ける！図解「筋トレ」ウォーキング』能勢博（P.68〜69、青春出版社）、https://www.meiji.co.jp/chocohealthlife/relation/brain/（明治製菓）を参考に編集部で作成）

秋田県由利本荘市での実験結果

		対照群	インターバル速歩群
最高酸素消費量	平均	2% ▼	3% ▲
	軽度認知障がい者のみ	0.3% ▼	6% ▲
認知機能	平均	10% ▲	2% ▲
	軽度認知障がい者のみ	7% ▼	34% ▲

実験は平均年齢64歳の男女175名の方々にご協力いただき、対照群・インターバル速歩それぞれ88名、87名に分けて、5か月間継続調査を実施。どちらの群でも20名近くが軽度認知障がいと診断されており、その人たちにしぼって解析すると大きな差が出ていることがわかります。

（出典：Furihata M et al; FASEB J 32: 588.10.[ABSTRACT]）

破骨細胞を上回る骨芽細胞で骨粗鬆症を予防

骨が丈夫になり若返る！

骨がスカスカになり、骨折しやすくなる骨粗しょう症は寝たきりの一大要因。若いうちから丈夫な骨を作ることが大切です。

閉経後の女性に顕著

骨の形成には〝骨芽細胞〟と〝破骨細胞〟が関係しています。骨芽細胞は骨を作る細胞です。成長期には活発に働いており、骨をどんどん作って丈夫にします。骨折後に骨がくっつくのもこの細胞のおかげです。

一方の破骨細胞は、古くなったり不要になったりした骨細胞を取り除く働きで、骨の新陳代謝を助けています。この細胞があるから骨細胞が新しいものに生まれ変わることができるわけです。

ところが、年を取ると骨芽細胞よりも破骨細胞の方が活発になり、だんだんと骨の中にすき間ができてきます。特に閉経後の女性で顕著に進み、50代前半に比べて70代前半では**腰椎で8％、大腿骨頸部（股関節あたり）で13％も減少**します。**1年間に腰椎で0・4％、大腿骨頸部で0・6％も骨が減っている**計算です。

骨も若返る

50歳以上の女性119名にご協力いただき、6か月間インターバル速歩を行った後、骨密度を計測しました。その結果、実施前と比べて腰椎で0.9%、大腿骨頸部で1%骨密度が増加しました。本文にある低下率を上回って骨密度が上がり、骨が若返ったのです。

（出典：森川真悠子ほか：体力科学 59: 905, 2010.）

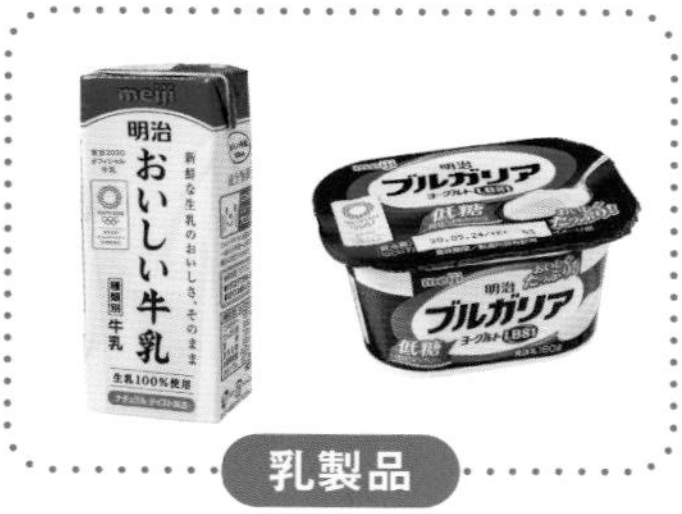

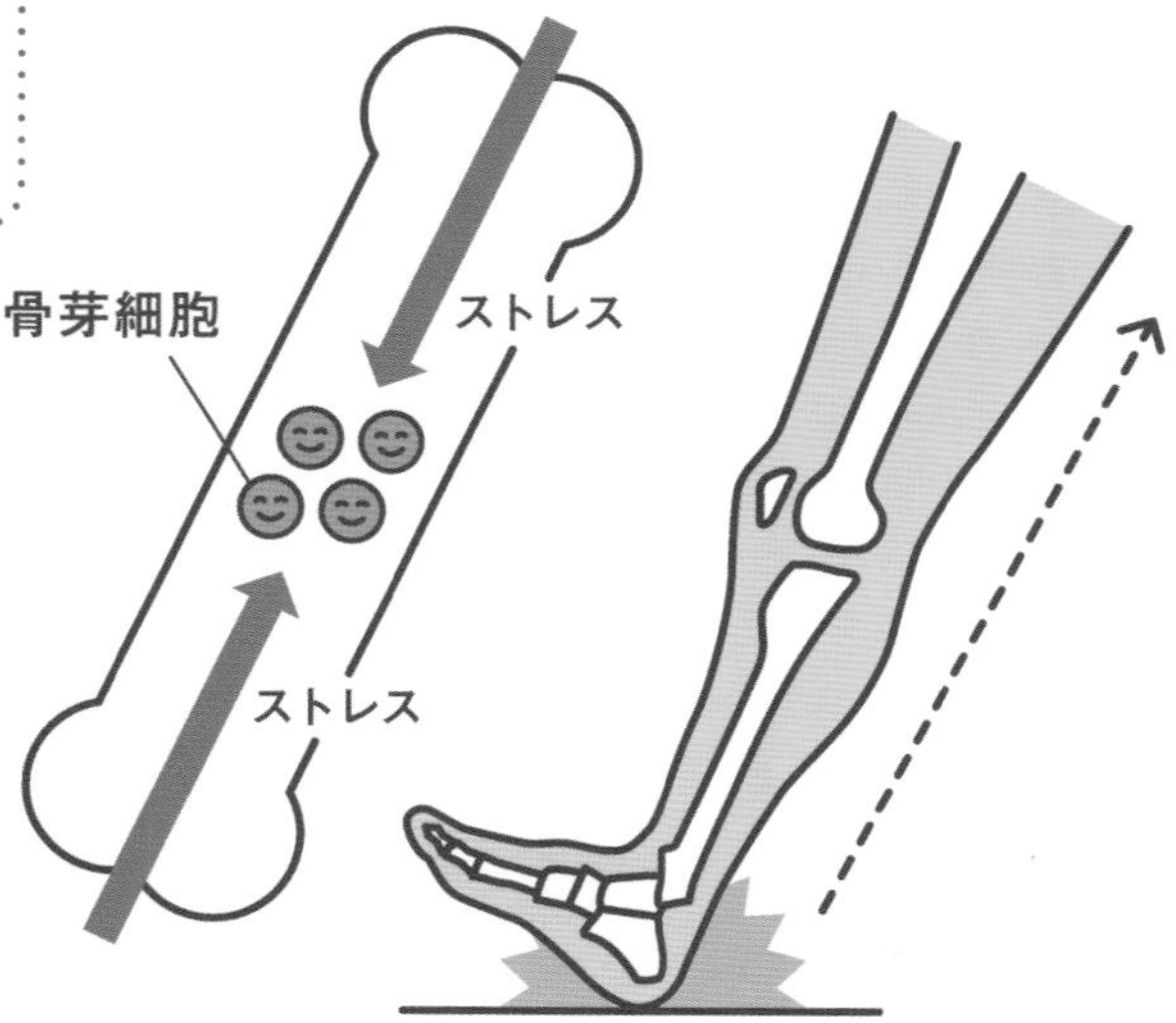

骨芽細胞を活性化させるのに充分な刺激を与えられると骨は強くなる。そこに十分なカルシウムも摂れれば、なおさら効果的だ

物理的なストレス＋カルシウム

骨を丈夫にするためには、カルシウムを摂るだけでは足りません。骨にある程度**物理的なストレスをかける必要があります**。

しかし、何でもよいわけではありません。バスケットボールやバレーボールなどは瞬間的に骨に大きな力がかかりますが、回数が全然足りません。ならばと、ジョギングや1万歩のように歩数を多くしても、一定歩数以上で骨密度の増加は頭打ちになってしまうため、時間がかかる割に効果が見合いません。やはり、速歩きで物理的ストレスを与えつつ、ゆっくり歩きで休ませ、また速歩きというインターバル速歩の緩急が一番適しているのです。

さらに、**歩いた後に牛乳やヨーグルト、チーズなどの乳製品を摂れば、より効果的です**。

支える筋力がUPする

関節痛がやわらぐ

関節痛のある人は、普段から痛みを悪化させるような運動を避けがちですが、インターバル速歩なら改善する可能性があります。

インターバル速歩後の膝関節痛の感じ方

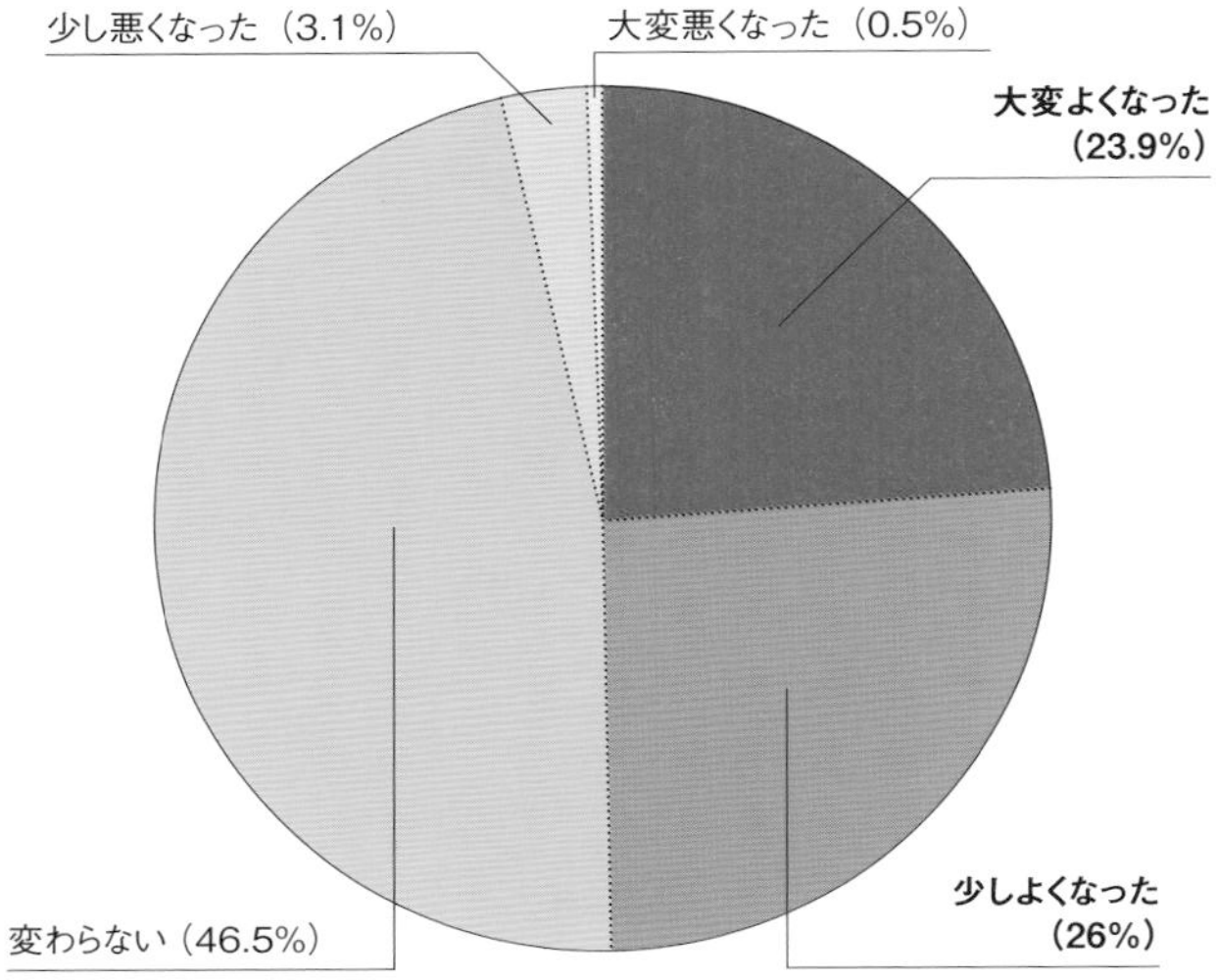

改善したと感じる人が約半数。腰や肩、首などの痛みについても同様の結果が出ている。

（出典：岡崎和伸ほか「体育の科学」： 58：51-57, 2008.）

ほぼ半数の人が改善した

関節や腰が痛くなると動くのもイヤになりますが、そういう人こそ「無理のない範囲で」インターバル速歩を試していただきたいです。

膝関節痛を持つ946人の中高年の皆さんを対象に5か月間インターバル速歩を実践してもらい、膝関節痛への効果を検証したことがあります。その結果が上の円グラフです。

悪化する、痛くてできなくなるという予想とはまったく逆で、「大変よくなった」「少しよくなった」と**快方へ向かった人は49・9%**とほぼ半数に上りました。一方、「少し悪くなった」「大変悪くなった」は3・6%でした。

なぜ歩くと関節痛が改善するのか

関節痛が軽減する仕組みですが、「正確にはわかっていない」というのが正直なところです。とはいえ、いくつかの仮説はあります。

まず、歩くことで**関節同士の接触面が変わって痛い場所からずれた**。あるいは、関節を支える**筋肉や腱などがきたえられるため、以前よりもしっかり支えられるようになった**…といった物理的な仮説の他、思い込み回路の切断という仮説もあります。これは「関節が痛い」「歩くと痛い」と思い込んで運動を避けていた人が、いざ歩いてみたら「それほどでもない」「大丈夫」と感じて、思い込みから解き放たれるという心理学的な仮説です。

いずれにしても関節痛の人は、無理のない範囲で実践して、改善を目指してください。

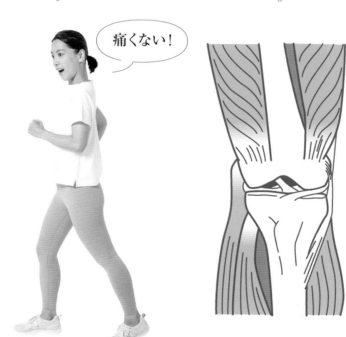

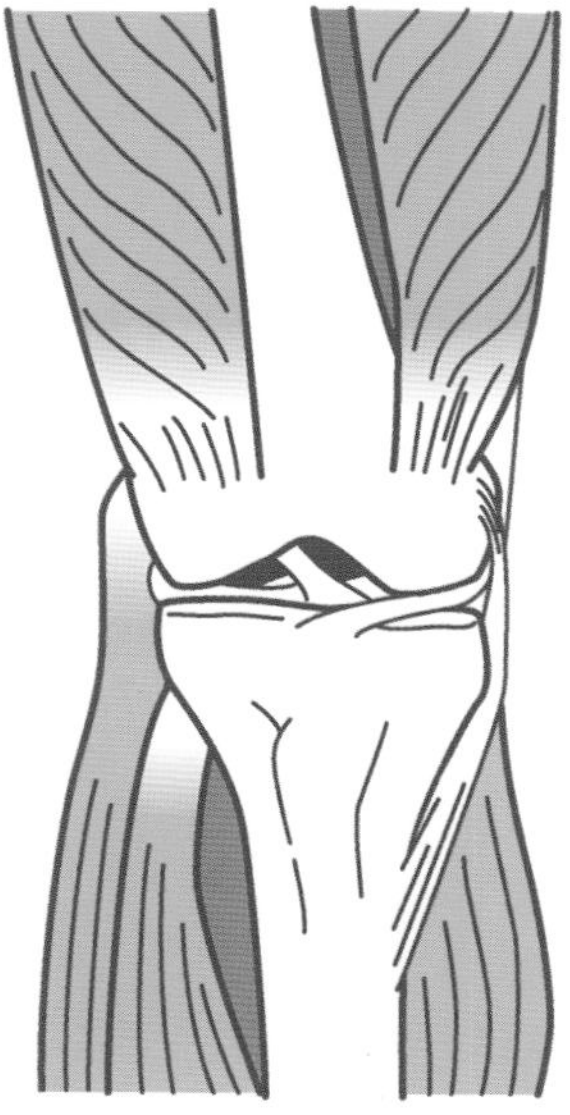

痛みが解消される仕組みはまだ研究途中。不安のある人は水中でのインターバル速歩（80ページ）から始めると、負担が少ないので安心でしょう。

よく眠れるようになる

原因のわからない睡眠障害は、遺伝子や神経系によるかもしれません。でも解消するには、運動など適度な刺激も有効です。

体内時計を司るマスター時計遺伝子

家族やお金の心配、仕事、人間関係、眠れなくなる原因はいろいろあります。しかし、そうした心配事と関係なく眠れなくなるのが睡眠障害です。

原因のひとつに「体内時計による日内リズムの狂い」があります。体内時計は体内すべての細胞の中にある時計遺伝子と、それらを統合し同調させる脳の視交叉上核《しこうさじょうかく》という場所にあるマスター時計遺伝子とで成り立ちます。しかし、加齢によって遺伝子の機能が劣化すると、時計遺伝子とマスター遺伝子との間で同調できなくなるのです。

時計遺伝子の機能を回復させるには、**毎日決まった時間にインターバル速歩を行い、それを軸に食事や仕事などを組み込む**ことです。その結果、体が日内リズムを取り戻し、心地よい疲れの中で眠れるようになります。

そのメカニズムのひとつとして、視交叉上核の機能劣化で、末梢細胞への指令経路である交感神経と副交感神経の切り替えがうまくいっていない、いわゆる「自律神経失調症」と呼ばれるケースですが、それが改善することもあります。

時計遺伝子とは

体のリズムに関連する遺伝子が「時計遺伝子」と呼ばれます。細胞の一つひとつにあり、脳の奥・視交叉上核には、それらを統合するマスター時計遺伝子があります。
このマスター時計遺伝子が劣化して、他の時計遺伝子と同調できなくなるのが睡眠障害の一因といわれています。

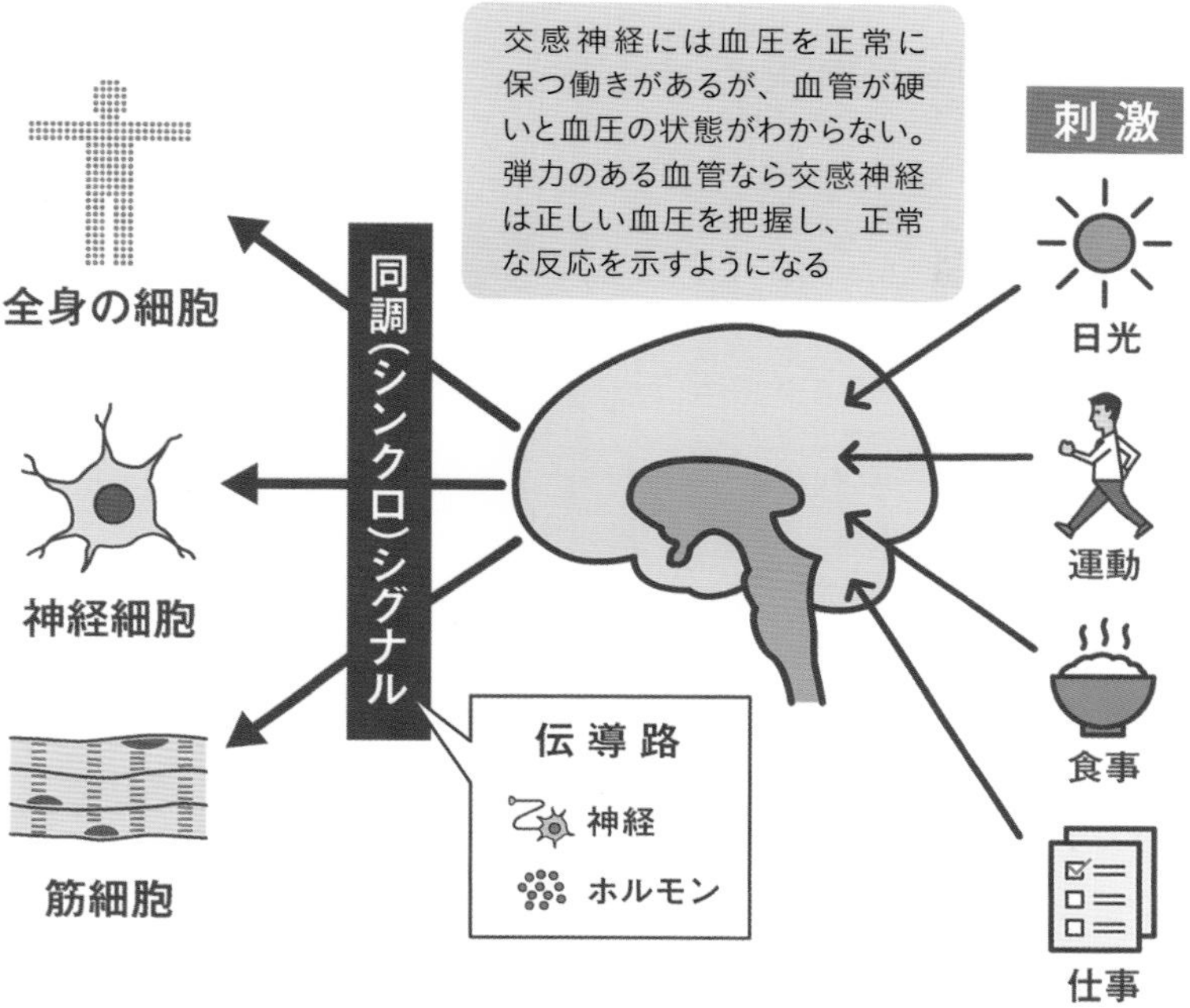
交感神経には血圧を正常に保つ働きがあるが、血管が硬いと血圧の状態がわからない。弾力のある血管なら交感神経は正しい血圧を把握し、正常な反応を示すようになる
刺激
日光
運動
食事
仕事
同調(シンクロ)シグナル
全身の細胞
神経細胞
筋細胞
伝導路
神経
ホルモン

睡眠障害や気分障害の改善へ

交感神経は日中に活性化して、全身の活動力や集中力を高めます。逆に副交感神経は夜に活性化して全身をリラックスさせ、体の機能や疲れの回復をうながします。視交叉上核はこれらの２つの機能を切り替える役割を果たしていると考えられますが、それがうまくいかないと、睡眠障害や不安感、倦怠感、イライラや慢性疲労などのいわゆる「不定愁訴」と呼ばれる症状が出ます。

一方、インターバル速歩を行うと、筋肉からの刺激、体温や血圧上昇の刺激が起こります。もし、早朝に行うと、全身の感覚神経を通じて視交叉上核の時計遺伝子に刺激が与えられます。すると調律が乱れ気味であったマスター時計遺伝子にリセットをかけられます。その結果、交感神経、副交感神経切り替えが正常に働いて、マスター遺伝子の指令が全身の細胞に正常に到達し、そこにある時計遺伝子とマスター遺伝子で同調が成立し、睡眠障害が改善すると考えられます。

Column

距離を決めて時間を計測する

インターバル速歩の詳しいやり方やポイントなどは次章で解説するとして、スタート前にぜひ試してほしいのが「距離を決めて時間を計測」することです。

やり方は簡単。「一定の距離をインターバル速歩で何分で歩けるか」を試せばよいだけです。

①なるべく信号や横断歩道などが少ないコースを設定。

グーグルマップなどで、スタートからゴールまで距離を測っておくこと。

②そのコースをインターバル速歩の速さで歩いてみる。

ストップウォッチなどで時間を計る。

③ゴール後、時間と距離を記録しておく。……と、これだけです。

インターバル速歩を始めたら、1か月後、2か月後……と定期的にそのコースを歩いてみましょう。同じコース、同じ距離を同じように歩いているつもりでも、ゴールまでの時間は縮まっているはずです。その短縮分の体力がついた証拠です。

ある程度体力がつくと、最初に設定したコースでは時間短縮の幅が小さくなり、わかりにくくなります。そうしたら今度は、「全力で3分でどこまで歩けるか」を試してみるといいでしょう。以前より街灯〇本分先に進めた、1ブロック多く歩けたなど、やはり自分の進歩が見えてきて、モチベーションの維持へとつながります。

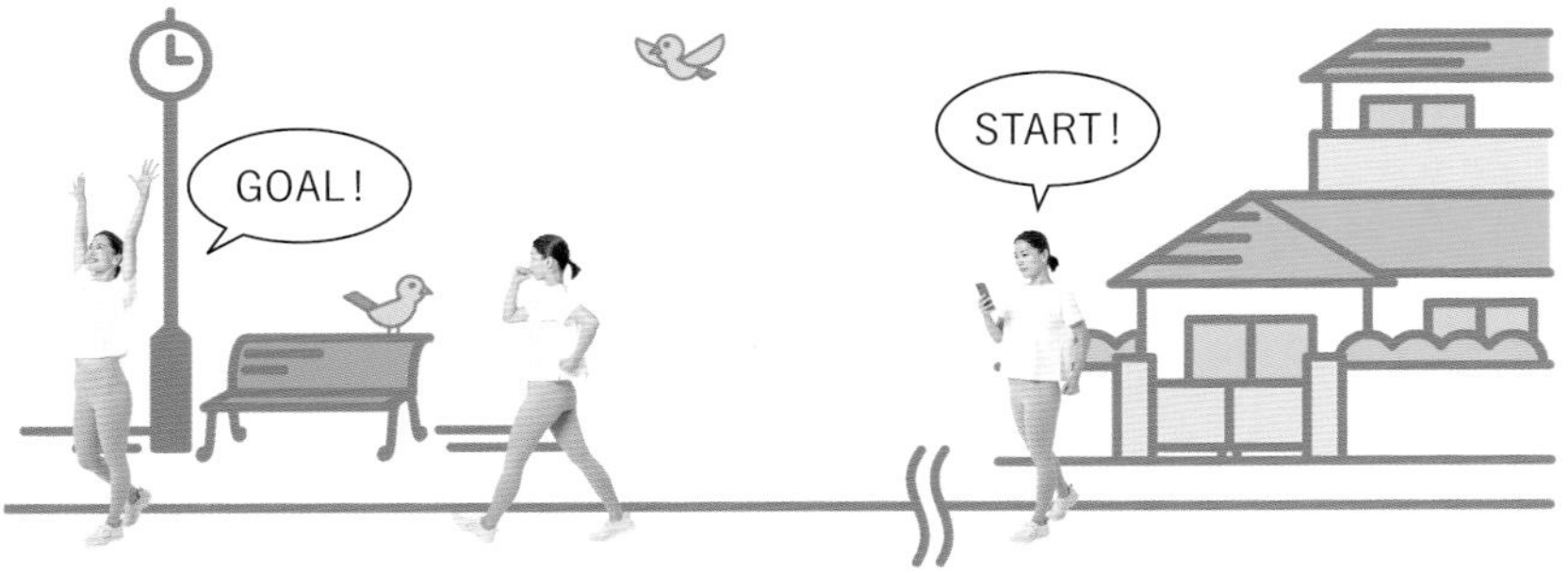

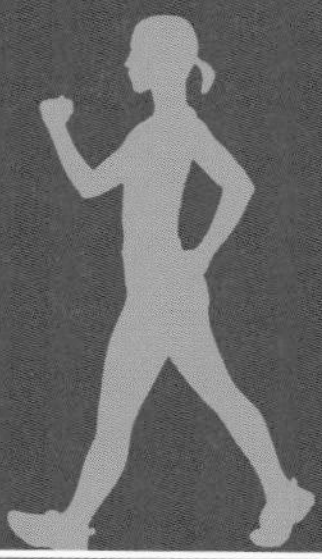

第3章

世界一シンプルなメソッド、今すぐに始めよう

インターバル速歩を始めよう！

いよいよインターバル速歩を始めます。すっきりと晴れた空の下を気持ちよく歩けるよう、やり方をしっかりと把握しましょう。

「ややきつい！」がベストな強度

早歩きとゆっくり歩きを繰り返そう

インターバル速歩では緩急をつけること、つまり早歩きとゆっくり歩きを交互に繰り返すのがポイントです。早歩きからスタートしてもゆっくり歩きからスタートしても、それはどちらでも構いません。ただ、体調に不安がある場合や次に述べるストレッチ運動を省略する場合には、最初にゆっくり歩きをして、体調を見ながらスタートした方がいいでしょう。

早歩き

一人ひとり体力が違いますから「時速○㎞」という具体的な数字は出せません。**自分の体力の70％程度**（左ページの表）の速度で歩いてください。これは2分以上歩いて**「ちょっときついな」と感じる程度の速度**。2人以上で歩いてまだ何とか会話ができる程度の速

ゆっくり歩きで乳酸も解消!?

早歩き中は筋肉がフル稼働して、どんどん乳酸がたまります。それによって筋肉は思うように力を出せなくなってきますが、ゆっくり歩きを挟むことで乳酸が筋肉から流れ出し、じょじょに力を取り戻していきます。3分後にはまた、早歩きができる程度まで解消します。

度です。人と比べて速い遅いは関係ありません。自分の感じ方が大切です。腰や膝が悪い方、呼吸器系が弱い方、若い方、高齢の方であっても自分が「ややきつい」と感じれば、その速度で正解です。

ゆっくり歩き

早歩きの後ガクンと速度を落として歩きながら、体調を確認してください。普段と同じくらいの速度か、やや遅いくらいでOKです。「もう1回早歩きいけるかな」「心臓は大丈夫かな」「足腰の痛みはどうだろう」と、**歩きながら全身をチェック**してみましょう。くれぐれも無理は禁物。無理だと思ったら、そこで中止することが大切です。

感覚から見た運動強度（ボルグ指数）

指数	感じ方	体力の程度
7	非常に楽	40%
8		
9	かなり楽	50%
10		
11	楽	60%
12		
13	ややきつい	70%
14		
15	きつい	80%
16		
17	かなりきつい	100%
18		
19	非常にきつい	
20		

体力の70%は、前章で紹介したさまざまな効果を持たせつつ、安全に実践できるちょうどよい負荷。それ以上きつくなると健康面での安全を維持できず、逆にそれ以下だと効果がほとんどなくなる。

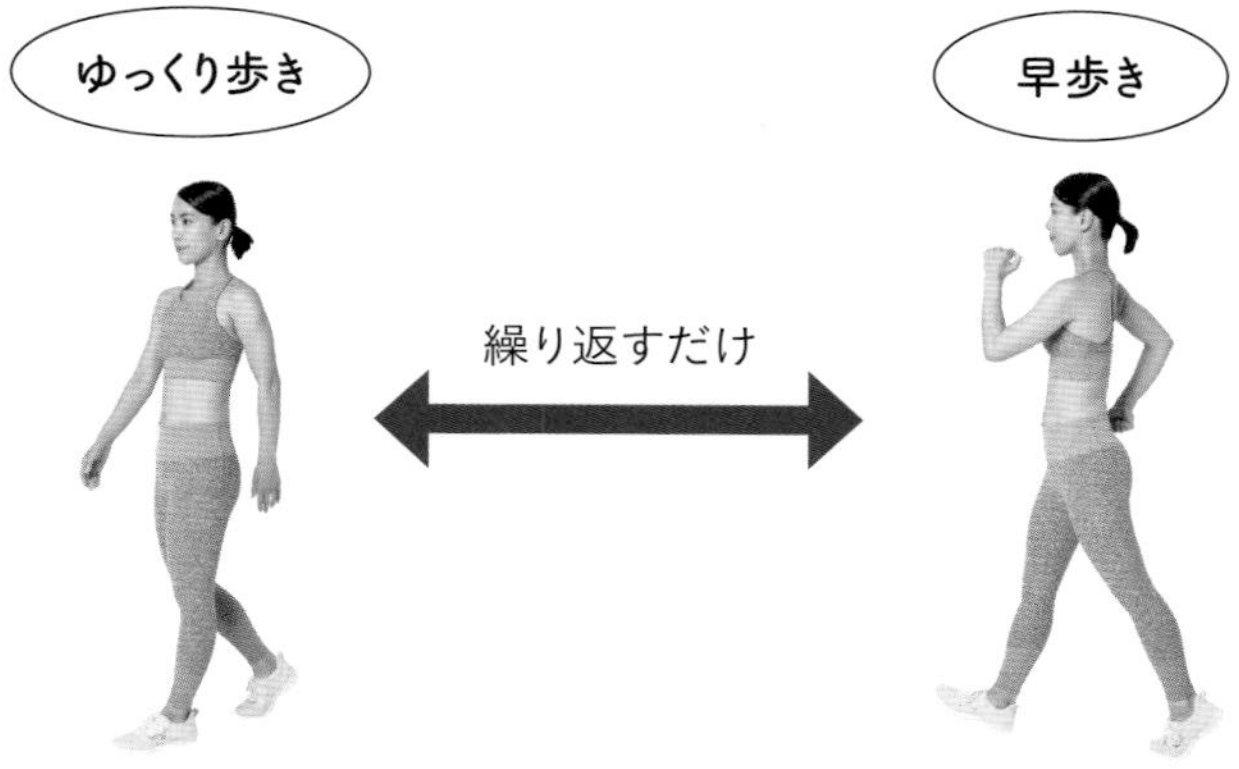

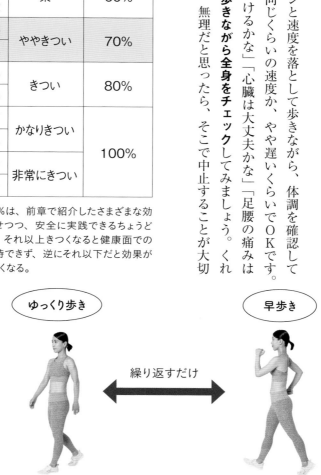

Let's get Started!

ストレッチで
ウォーミングアップ＆クールダウン

［「たかが歩き」とあなどるな］

すぐ歩きだしたいところですが、いきなり始めると体を壊しかねません。必ず全身の筋肉をウォームアップしてから始めましょう！

ストレッチは必ずやろう！

歩きとはいえ、いきなり「ややきつい」運動は健康面で不安が残ります。運動不足の人や高齢者なら、なおさらのこと。必ず事前にストレッチをしてから始めてください。筋肉を充分に温めてから動きましょう。隅々まで体をほぐして、筋肉を充分に温めてから動きましょう。

また、終了後のストレッチもおすすめです。疲れた筋肉をストレッチで整えれば、筋肉痛も軽く済むかもしれません。

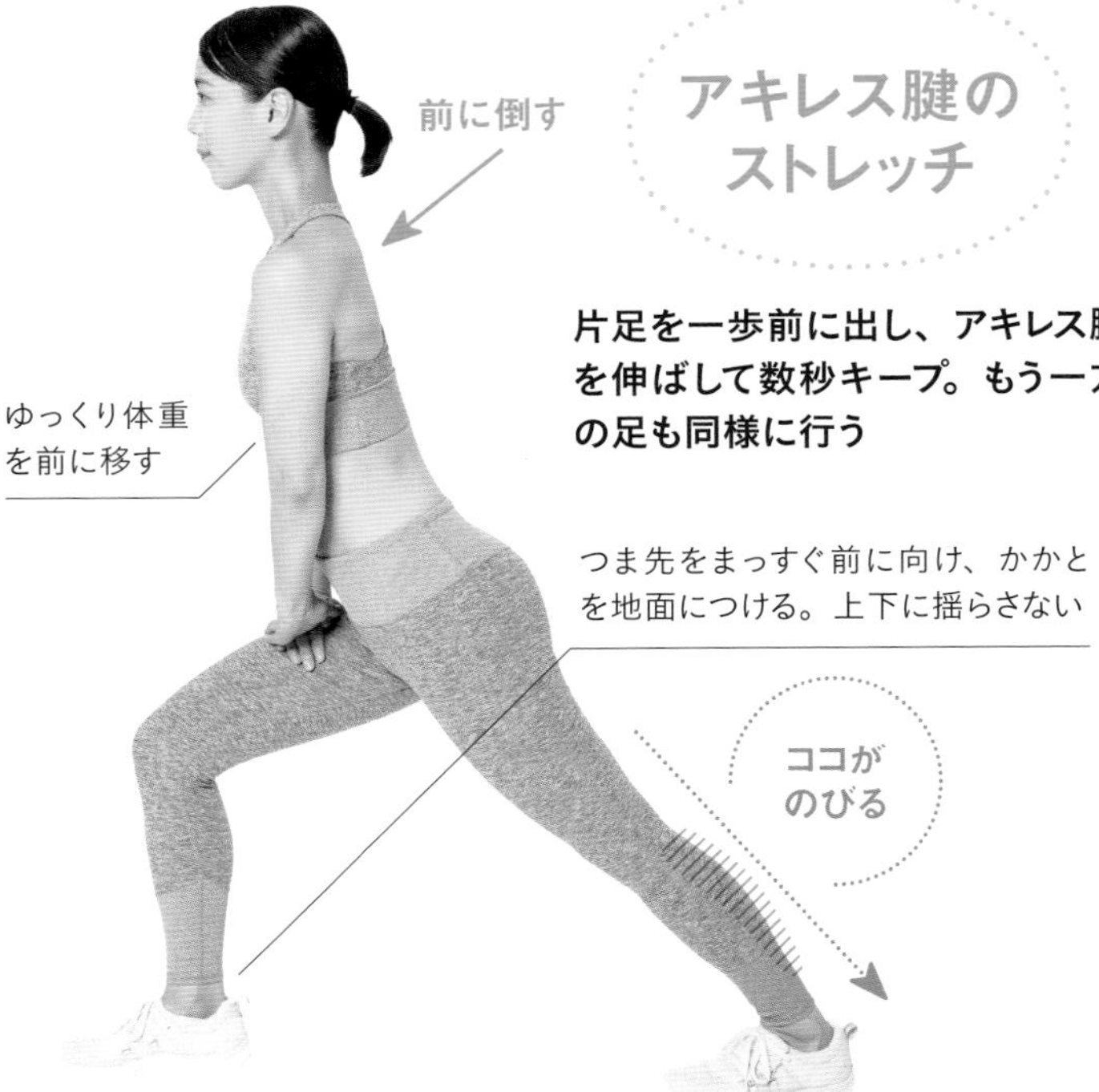

前に倒す
ゆっくり体重を前に移す
つま先をまっすぐ前に向け、かかとを地面につける。上下に揺らさない
ココがのびる

アキレス腱のストレッチ

片足を一歩前に出し、アキレス腱を伸ばして数秒キープ。もう一方の足も同様に行う

背中のストレッチ

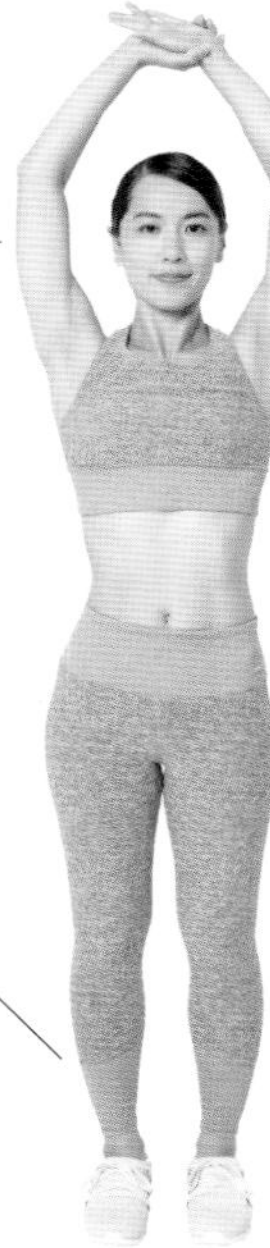

まっすぐ上げる
耳の横を通るように
両足は肩幅に開き、
しっかり地面につける

1

右手で左手首をつかんで
体を頭上へまっすぐ上げる

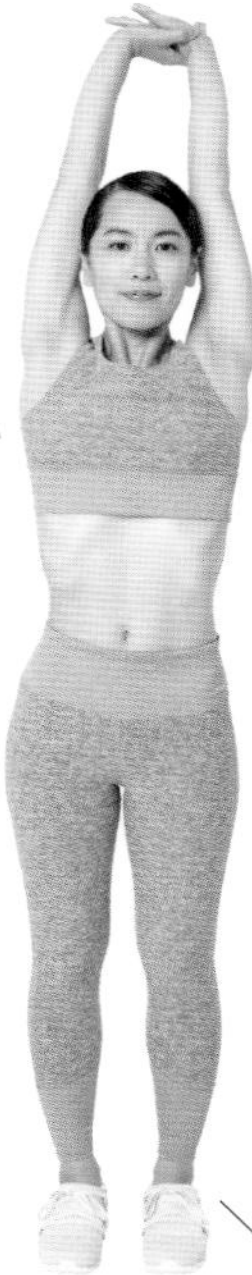

ココが
のびる
かかとは上げない

2

そのまま上へ数秒伸ばす

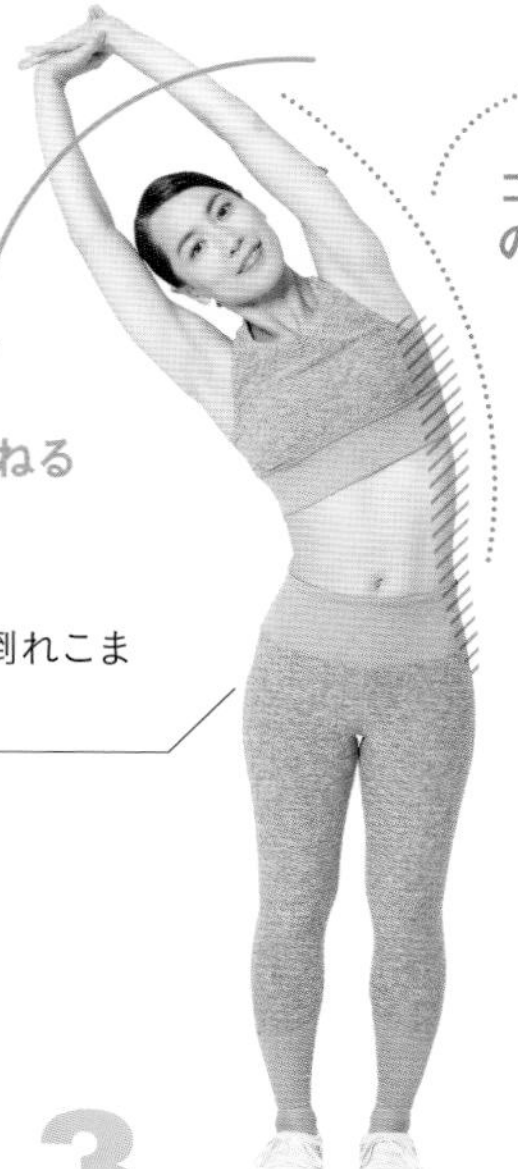

ココが
のびる
ゆっくりひねる
体が前に倒れこま
ないように

3

右手で左手首をつかんで体を
右へ傾け、数秒キープ

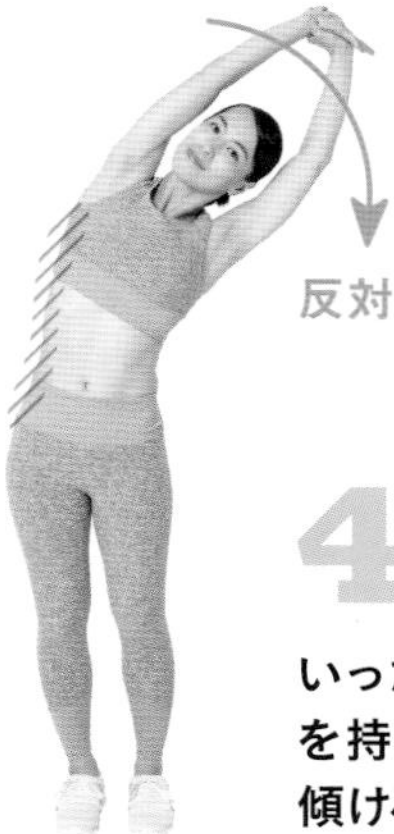

反対も同様に

4

いったん 1 に戻って手
を持ち替え、体を左へ
傾ける。数秒キープ

股関節・内もものストレッチ～肩・腰のストレッチ

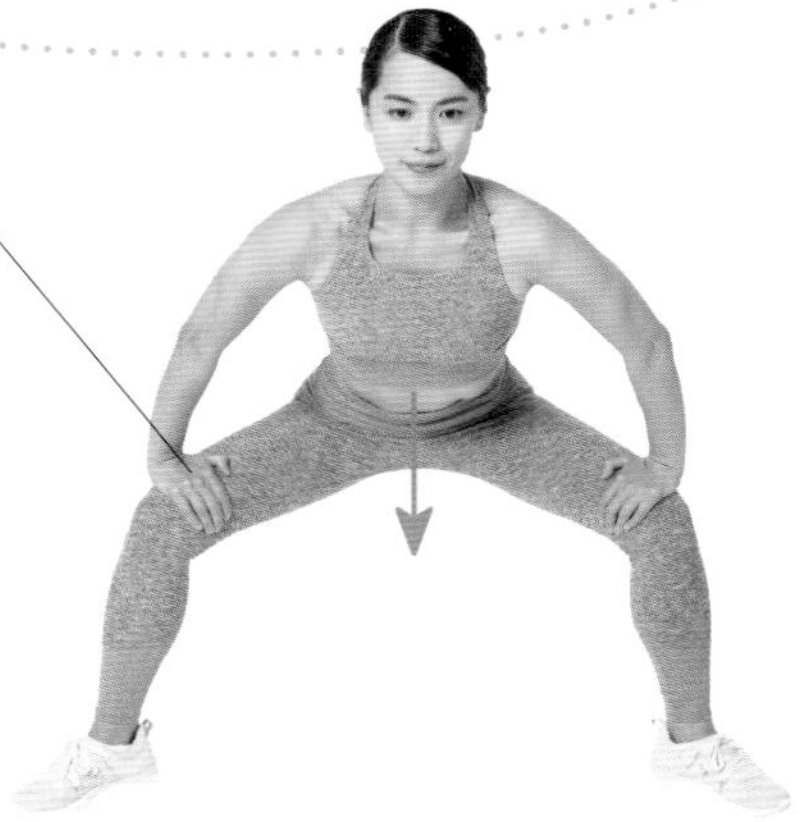
両手を膝の上に置いて支えにするとよい

1 両足を左右に開いて立ち、ゆっくり腰を落とす

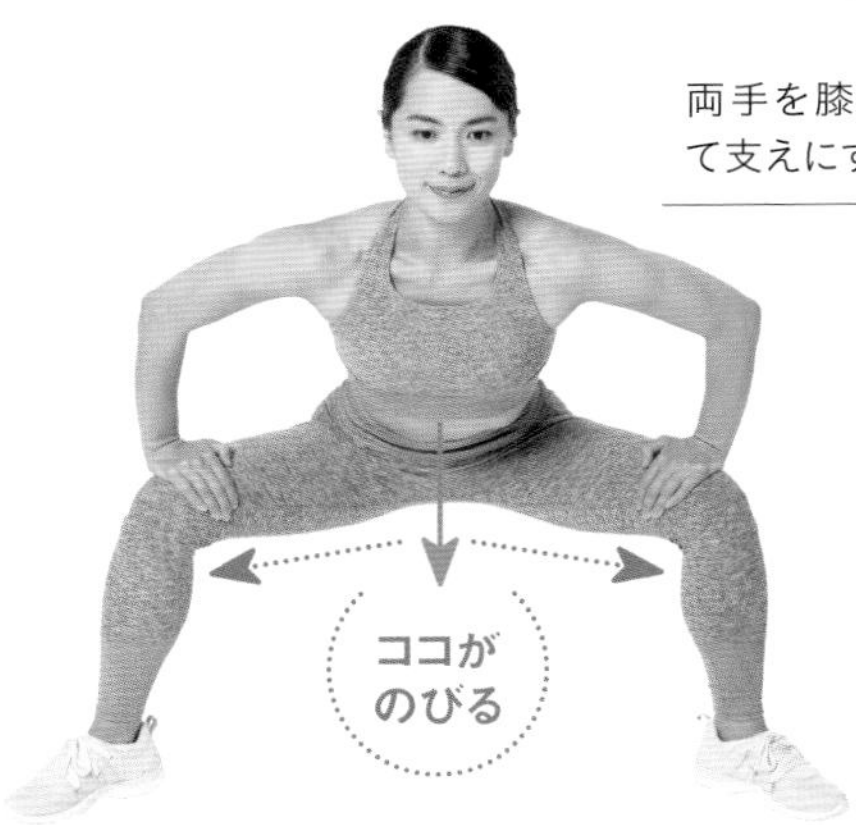
ココがのびる

2 お尻からもも裏にかけてハリを感じるまで腰を落とし、数秒キープ

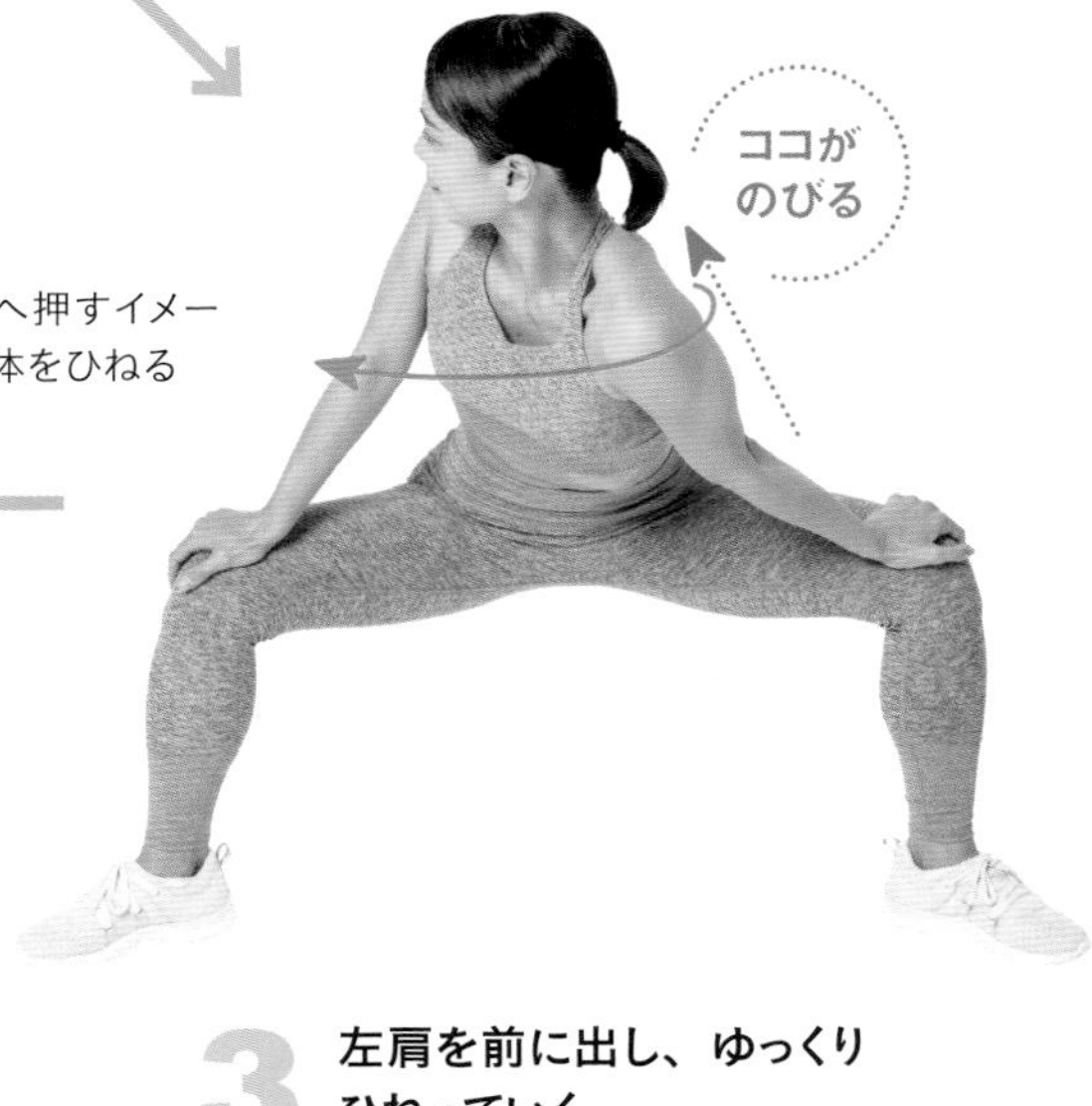
ココがのびる
膝を反対側へ押すイメージで上体全体をひねる

3 左肩を前に出し、ゆっくりひねっていく

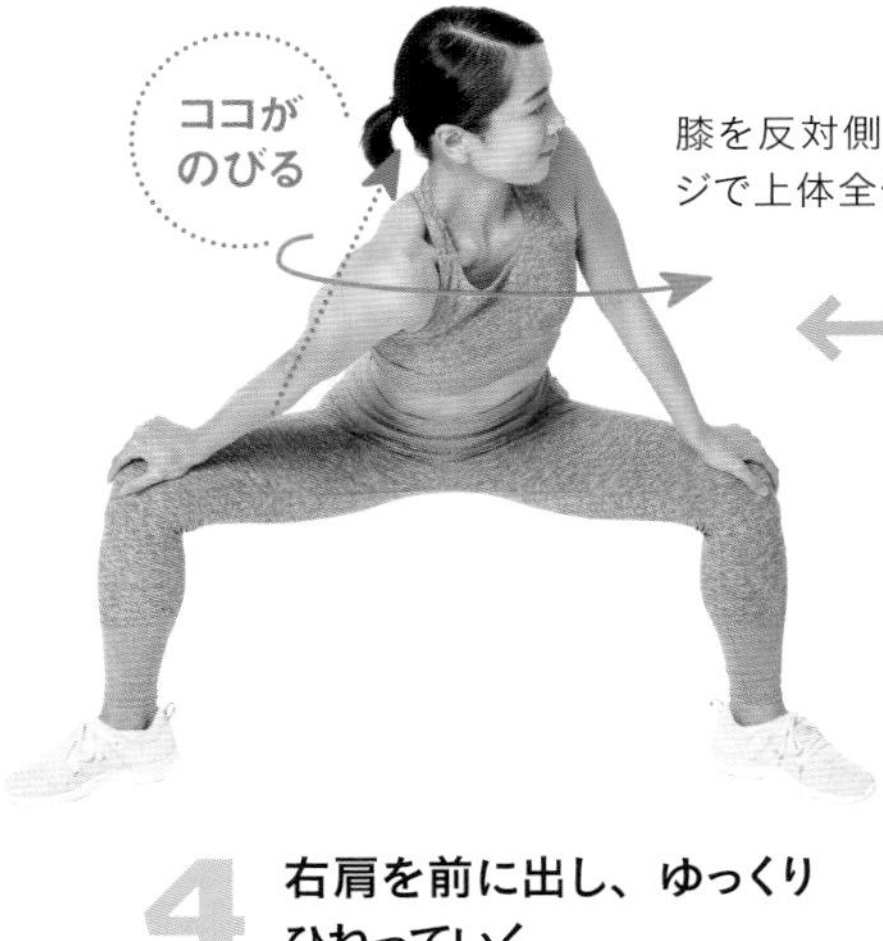
反対も同様に
ココがのびる

4 右肩を前に出し、ゆっくりひねっていく

前もものストレッチ

1

片足をうしろへ曲げ、足首あたりを手で持つ

ココがのびる

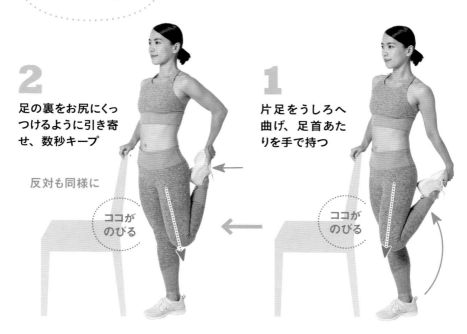

2

足の裏をお尻にくっつけるように引き寄せ、数秒キープ

反対も同様に

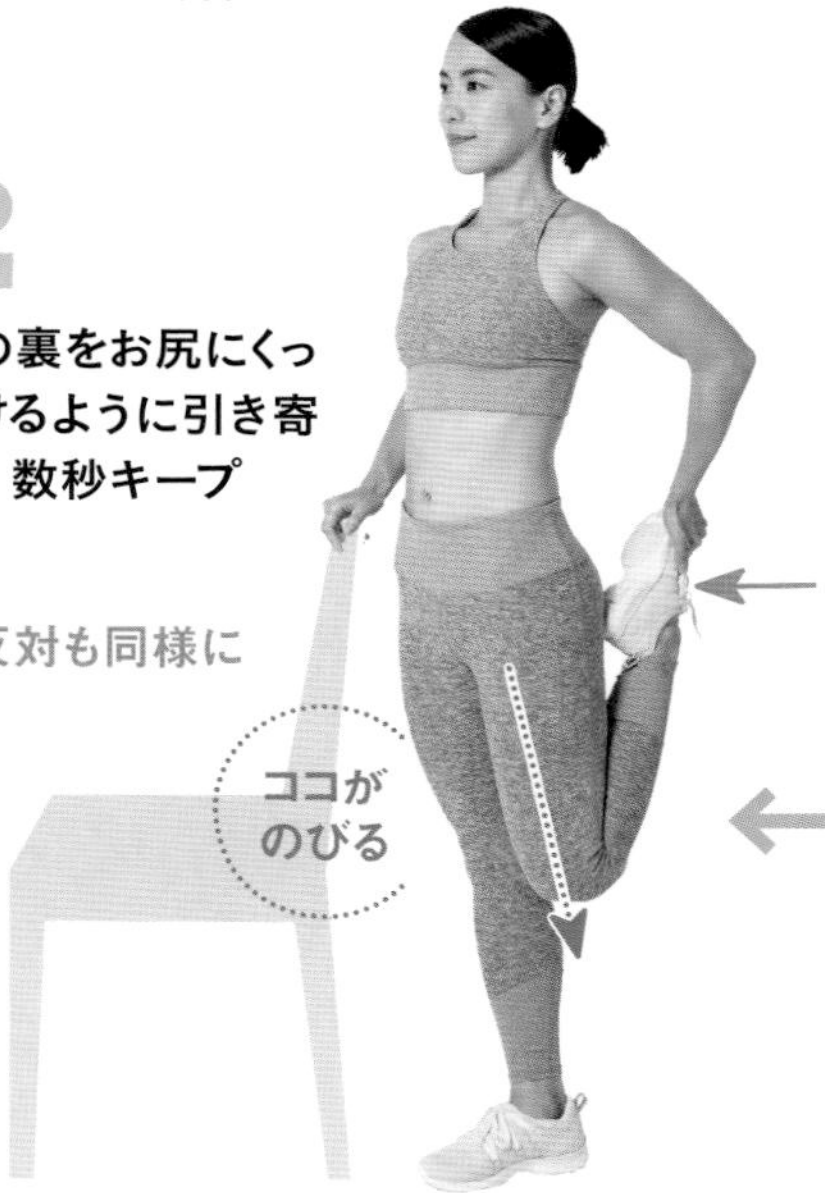
ココがのびる

もも裏のストレッチ

両足をそろえて座り、前へ体を倒し、数秒キープ

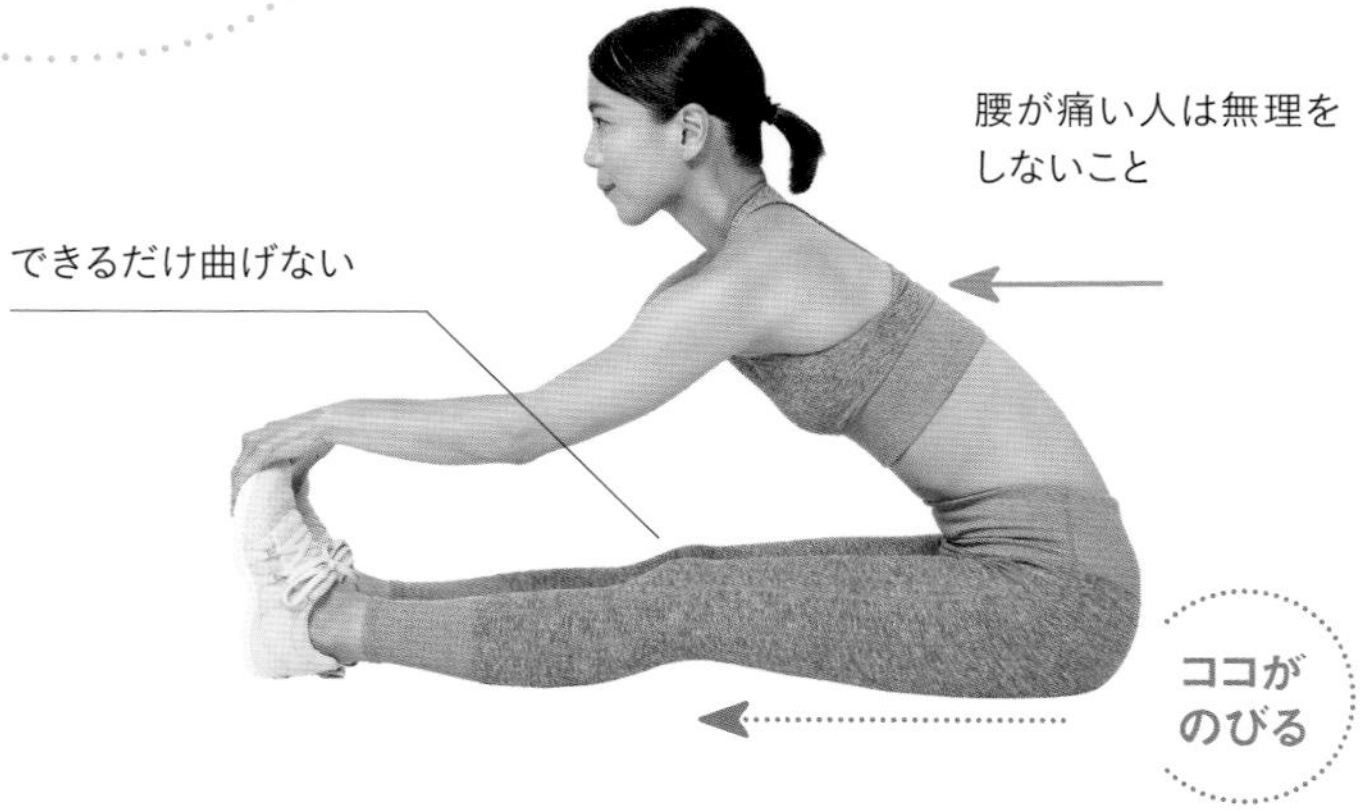
腰が痛い人は無理をしないこと
できるだけ曲げない
ココがのびる

Let's get Started!

インターバル速歩の歩き方

ここでは歩く際のポイントや注意点、体の変化を紹介します。あとは、歩きたいコースをご自分で決めればOKです。

速歩3分＋ゆっくり3分

インターバル速歩のルールは、「ややきつい」と感じる速歩で3分・ゆっくり歩きで3分。これを週に120分（毎日歩かなくてもいつでもOK）。つまり、速足とゆっくり歩きを各60分行うだけです。

「ややきつい」がどの程度かわからない人は、普段の速度から少しずつスピードを上げていきましょう。2分以上歩いて息が上がるスピードがあれば、そこが「ややきつい」速度です。そのペースで3分間歩いてください。

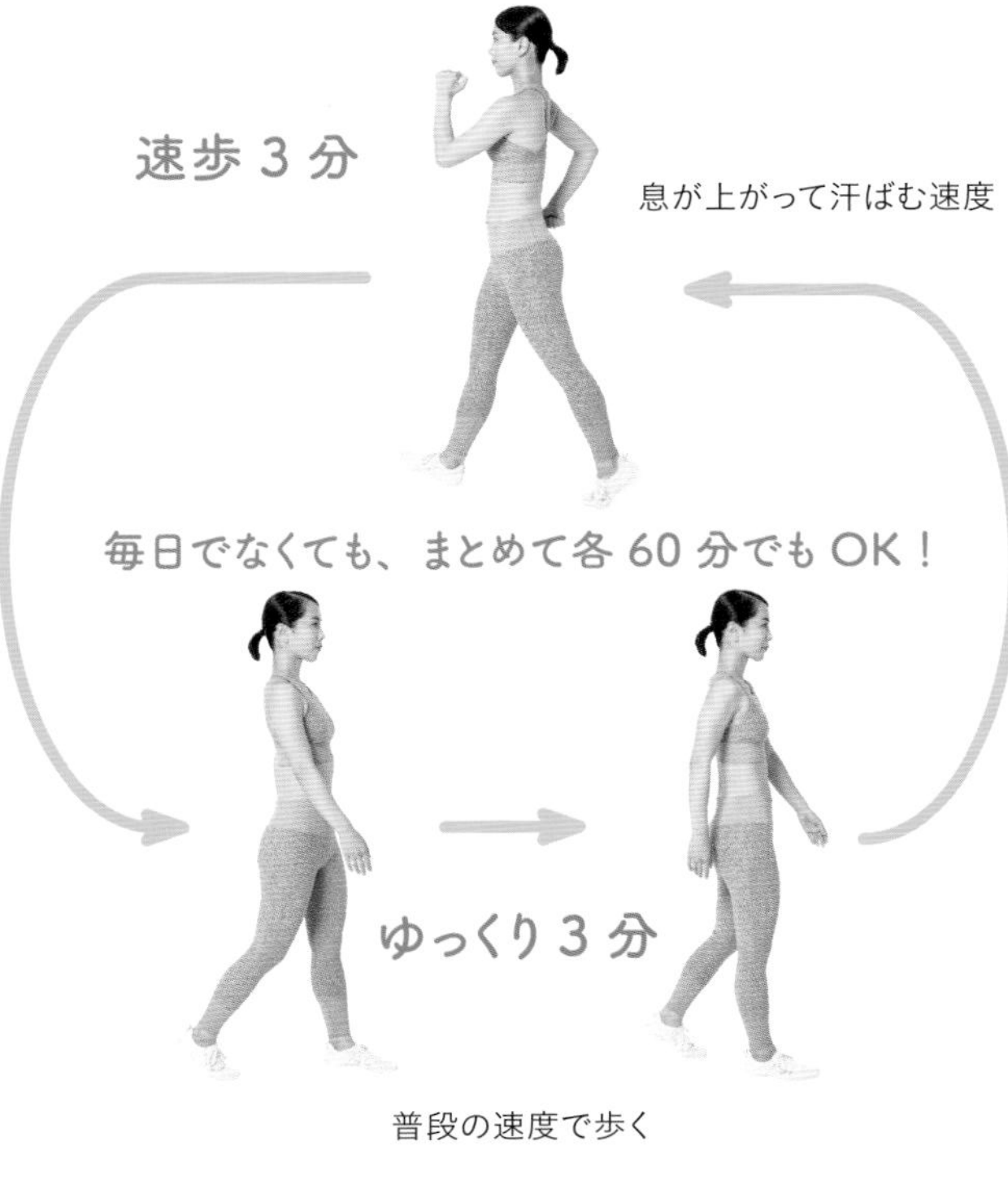
速歩 3 分
息が上がって汗ばむ速度
毎日でなくても、まとめて各 60 分でも OK！
ゆっくり 3 分
普段の速度で歩く

基本フォーム

ここに挙げたのは速歩のときの基本フォーム。このポイント通りに歩けるのが理想ですが、年齢や体調によってできない方もいると思います。それでも大丈夫。無理せず自分の歩きやすい形で「ややきつい」を続ければよいのです。

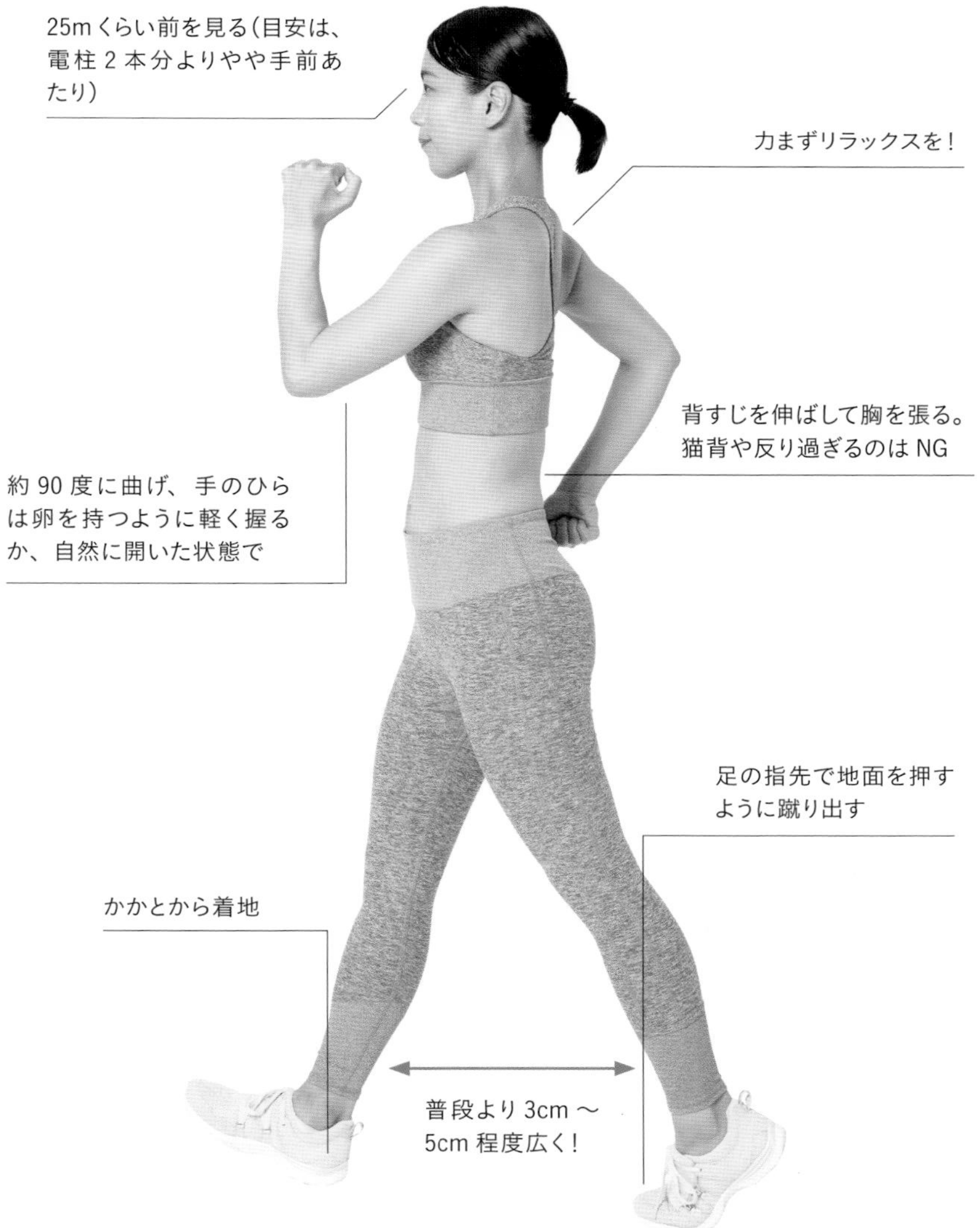
25mくらい前を見る(目安は、電柱2本分よりやや手前あたり)
力まずリラックスを!
背すじを伸ばして胸を張る。猫背や反り過ぎるのはNG
約90度に曲げ、手のひらは卵を持つように軽く握るか、自然に開いた状態で
足の指先で地面を押すように蹴り出す
かかとから着地
普段より3cm〜5cm程度広く!

速歩のときは……

速歩のとき、体のどこが働き、どう反応しているのでしょう。

腹直筋などのお腹周りや脊柱起立筋群などの背中の筋肉が働く
脈拍が増加し、息が上がってくる
お尻から太もも、ふくらはぎまで筋肉が活発に動く
体温が上がり、汗ばんでくる
意識的に腕を引くことで、たるんだ二の腕の筋肉が使われる
腸腰筋や腹斜筋などのインナーマッスルが活動する

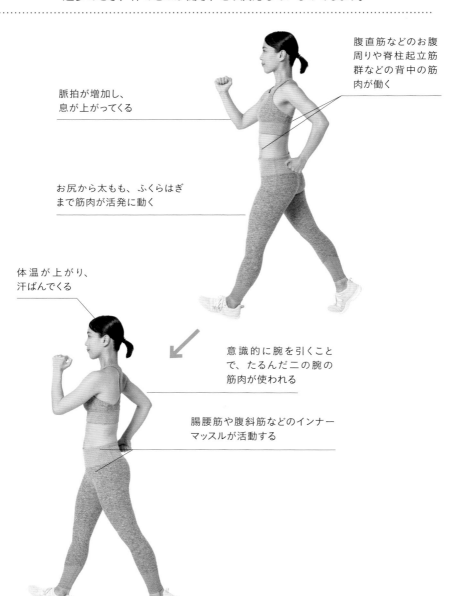

ゆっくり歩きのときは……

ゆっくり歩きは、体調を確認し、疲労を回復させる時間です。

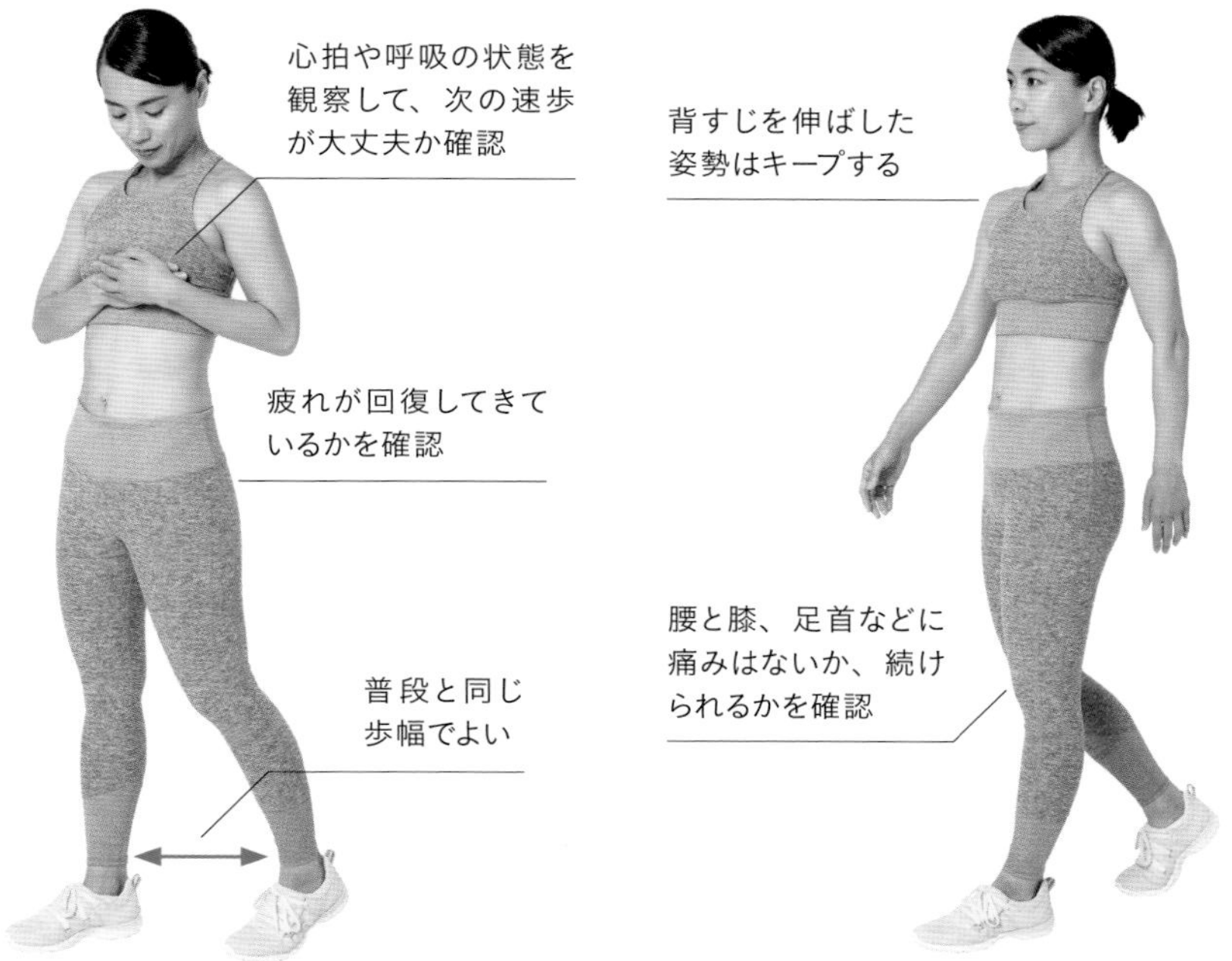
心拍や呼吸の状態を観察して、次の速歩が大丈夫か確認
疲れが回復してきているかを確認
普段と同じ歩幅でよい
背すじを伸ばした姿勢はキープする
腰と膝、足首などに痛みはないか、続けられるかを確認

足が不自由な人の場合

痛みの程度を見極めながら歩いてください。最初から3分にこだわらなくても、1分、2分と伸ばしていきましょう。着地もかかとにこだわらず、患部の様子を見ながらゆっくりフォームを作っていきましょう。

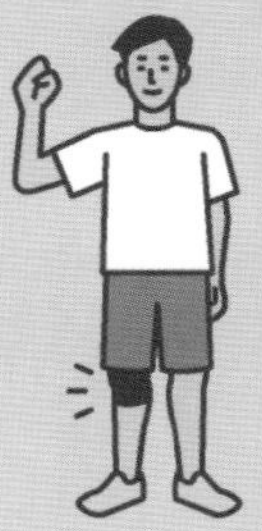

高齢者の場合

カートを押しながらでも構いません。段差や側溝の隙間、踏切、人の往来などに気をつけながら、自分が「ややきつい」と感じるペースで歩きましょう。

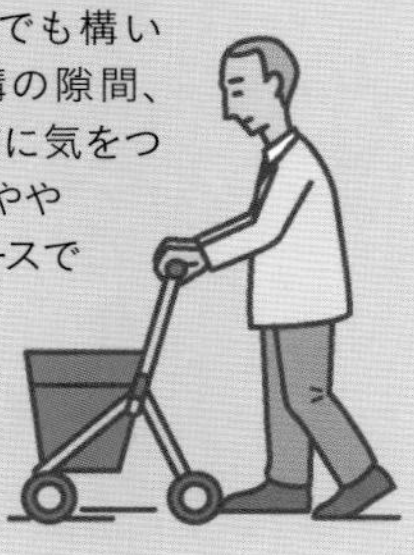

ゴールデンタイムを利用しよう

インターバル速歩の効果をより大きくする方法が、ゴールデンタイムを利用する方法。とても簡単なので、是非お試しを。

乳製品で効率アップ！

ゴールデンタイムに乳製品で効果大幅アップ！

〝ゴールデンタイム〟とは、「**疲れた筋肉が回復のために血液中から必死に栄養素を取り込む時間帯**」のこと。最高酸素消費量60％以上の運動を終えてから約30分間が、そのタイミングです。

この間に乳製品を摂取すると、筋力の向上や生活習慣病の改善など、さまざまな効果がより確実なものになります。たとえば、インターバル速歩を6か月以上実施して、これ以上筋力向上効果が期待できない中高年女性を対象に、さらに5か月間インターバル速歩を実施してもらい、その間乳製品を摂取してもらいました。その結果、太もも裏の筋肉・**ハムストリングスでは、体積が3％、筋力が16％も上昇した**のです。

また、同様の被検者とプロトコルの実験で、インターバル速歩と乳製品摂取が、慢性炎症（40ページ）を起こすのに中心的な役割を

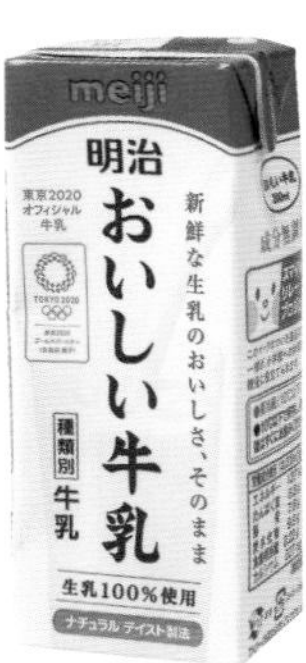

接取する乳製品はなんでもOK。実験では市販の6P入りプロセスチーズを1ピースと、4パック入りヨーグルトから2個を食べてもらった（左ページのグラフも同様）。
経済的な余裕があれば市販のプロテインもいいが、手軽さを考えるなら乳製品の摂取をおすすめしたい。

しているといわれる炎症反応促進のキー遺伝子2つ（NFκB1、NFκB2）の活性に与える効果を検証しました。その結果、5か月後に下肢筋力の向上とともに、平均でそれぞれ29％、44％もその抑制効果が見られました。

乳製品摂取によるハムストリングスの筋力向上効果の違い

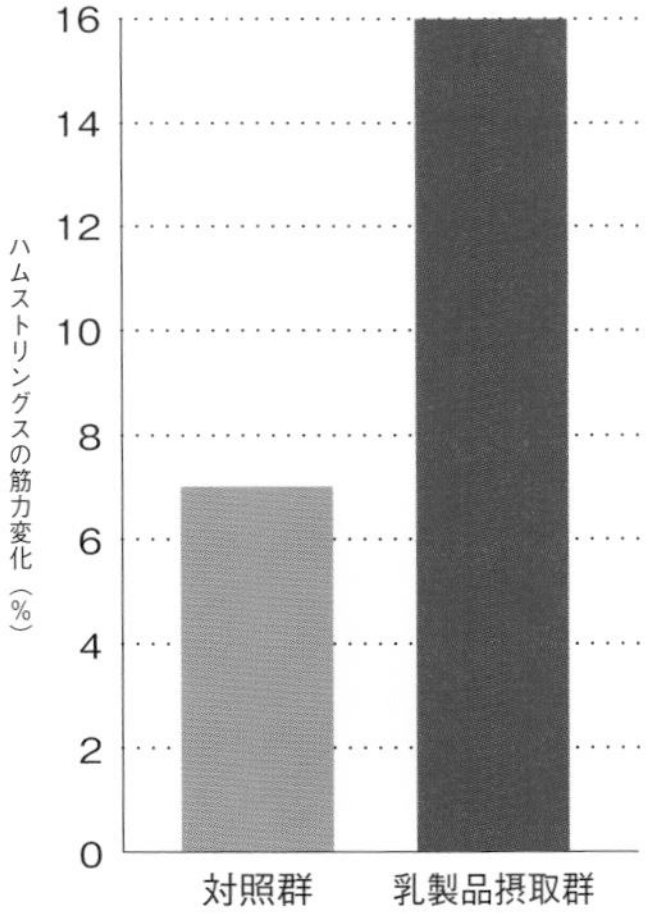

（出典：Okazaki K et al.: Scand J Med Sci Sports 23: e286-e292, 2013.）

インターバル速歩後のゴールデンタイムに何も摂取しなかった対照群と乳製品を摂取した場合で、ハムストリングスの筋力の変化量を調べた。対照群の増加量が7%程度なのに対し、乳製品接種群は16%と、対照群に比べ倍以上筋力がアップしている。

遺伝子の不活性化にみる乳製品摂取の慢性炎症の抑制効果

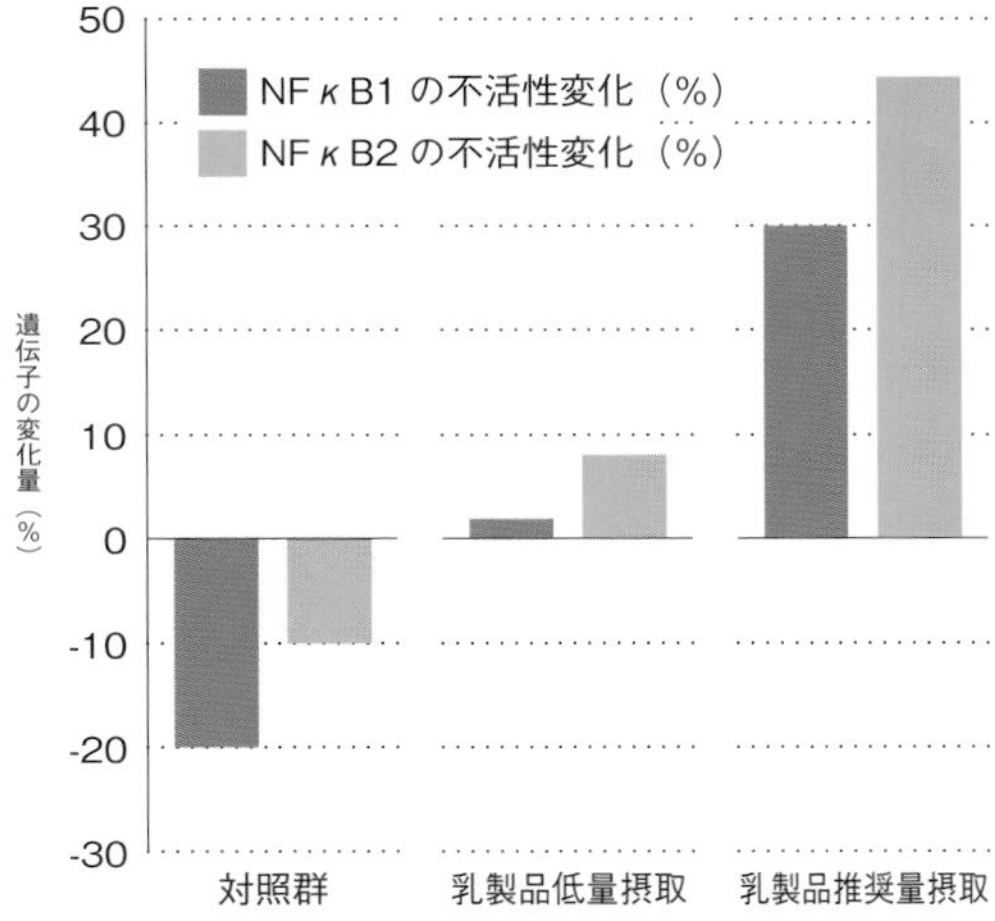

（出典：Masuki S et al.: PLoS ONE 12: e0176757, 2017.）

「インターバル速歩後の乳製品摂取が、炎症反応のキー遺伝子であるNFκB1, NFκB2の不活性にどの程度効果があるか」を検証した結果。何もしていない対照群がマイナスなのに対し、チーズ1ピースでも摂取（低量摂取）すると不活性化効果が出てくる。チーズ1ピースとヨーグルト2個の摂取（推奨量）では30〜43%の抑制効果となり、大きな差が生じた。

Let's get Started!

レベルアップ①
～坂道～

坂道の多い地域は平地に比べて負荷が高くなるため、レベルアップに最適です。これまでの速歩に慣れてきたら挑戦してみましょう。

速歩3分＋ゆっくり3分

最初に「ややきつい」と感じた速度を続けていると、だいたい5か月程度でその速度に慣れてしまい、効果が薄くなってきます。そうなったら一度リセット。今「ややきつい」と感じる速度にスピードアップして、次回からはその速度で歩きます。

コースに上り坂を組み込むのもよい方法です。最初はごくゆる

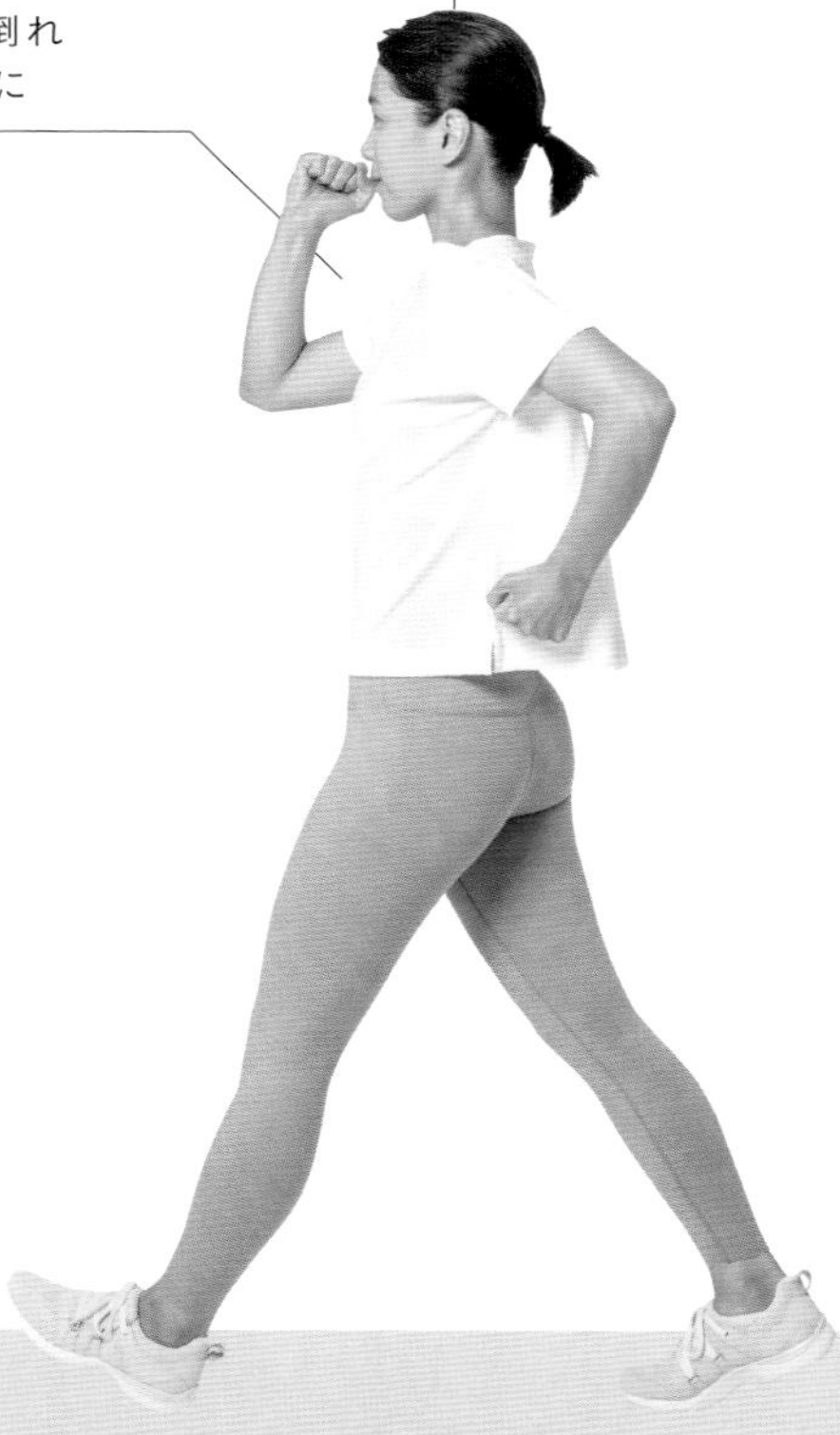
下を向きがちなので、上る先を見るよう心がけよう
あまり前に倒れすぎないように

下り坂はNG

上りがあれば下りがある。当たり前のことですが、インターバル速歩ではできるだけ下り坂をコースに組み込まないようにしましょう。下りは体重や速度がダイレクトに膝・腰へと伝わり、トラブルの原因になりかねません。やむを得ない場合はゆっくり歩きで下りましょう。

やかな坂道で、通常のインターバル速歩のスピードで。

数か月後に余裕が出てきたら速度を上げるか、坂道の斜度を上げるというように、少しずつレベルアップしていきましょう。

ただし、いきなりきつい坂道を設定すると体への負担が大きくなりすぎます。自分の体を過信しすぎず、5～6か月単位でレベルアップしていきましょう。

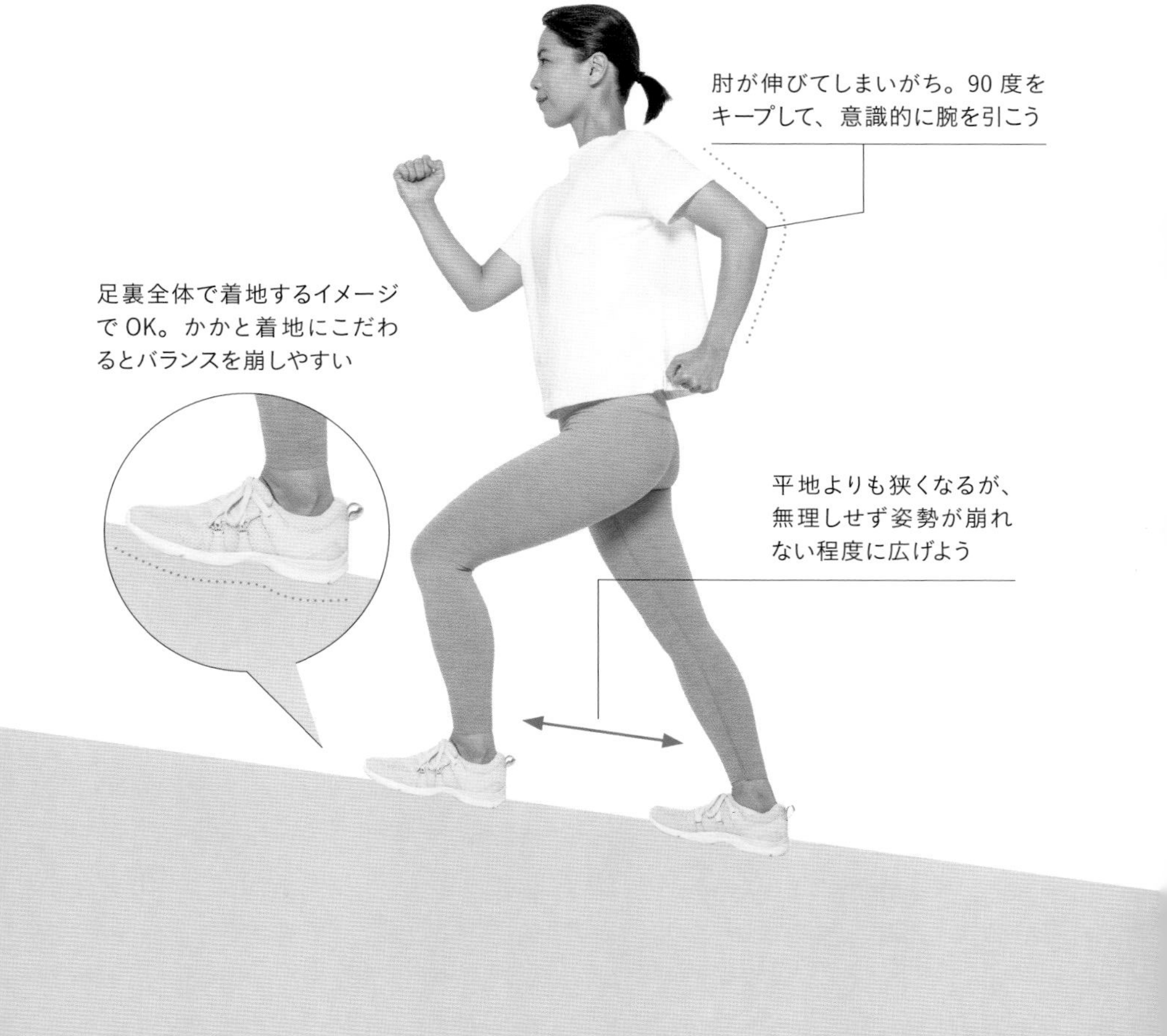
肘が伸びてしまいがち。90度をキープして、意識的に腕を引こう
足裏全体で着地するイメージでOK。かかと着地にこだわるとバランスを崩しやすい
平地よりも狭くなるが、無理しせず姿勢が崩れない程度に広げよう

Let's get Started!

レベルアップ②
～階段～

マンション住まいの方や会社勤めの方は、建物の階段を使って一段階上の負荷をかけてみることもできます。

階段でもレベルアップできる

レベルアップは坂道だけではありません。階段もレベルアップの絶好のポイントになります。

階段では歩幅を広く取れませんが、段差の高さを選べば負荷を調節できます。ただ、段差をあまり高くすると体への負担も一気に上がってしまうため、やはり少しずつ進めていきましょう。

欠点は、長さが限られていること。速歩＝階段オンリーにするのは難しいのが現実です。そこで「ややきつい」速度に慣れた頃を目途にコースを少し変更。階段のある道を組み込んでみるのもひとつの方法。短い階段でも、いつもと違う負荷、いつもと違うコースになるため、新鮮な気持ちで臨めると思います。

下り階段はNG

下りの階段では片足に全体重が乗る瞬間があるため、膝への負担が格段に大きくなります。関節痛がある人はもちろん、健康な人でも無理は禁物。できるだけ避けるか、ゆっくり歩きで下るかで対応しましょう。

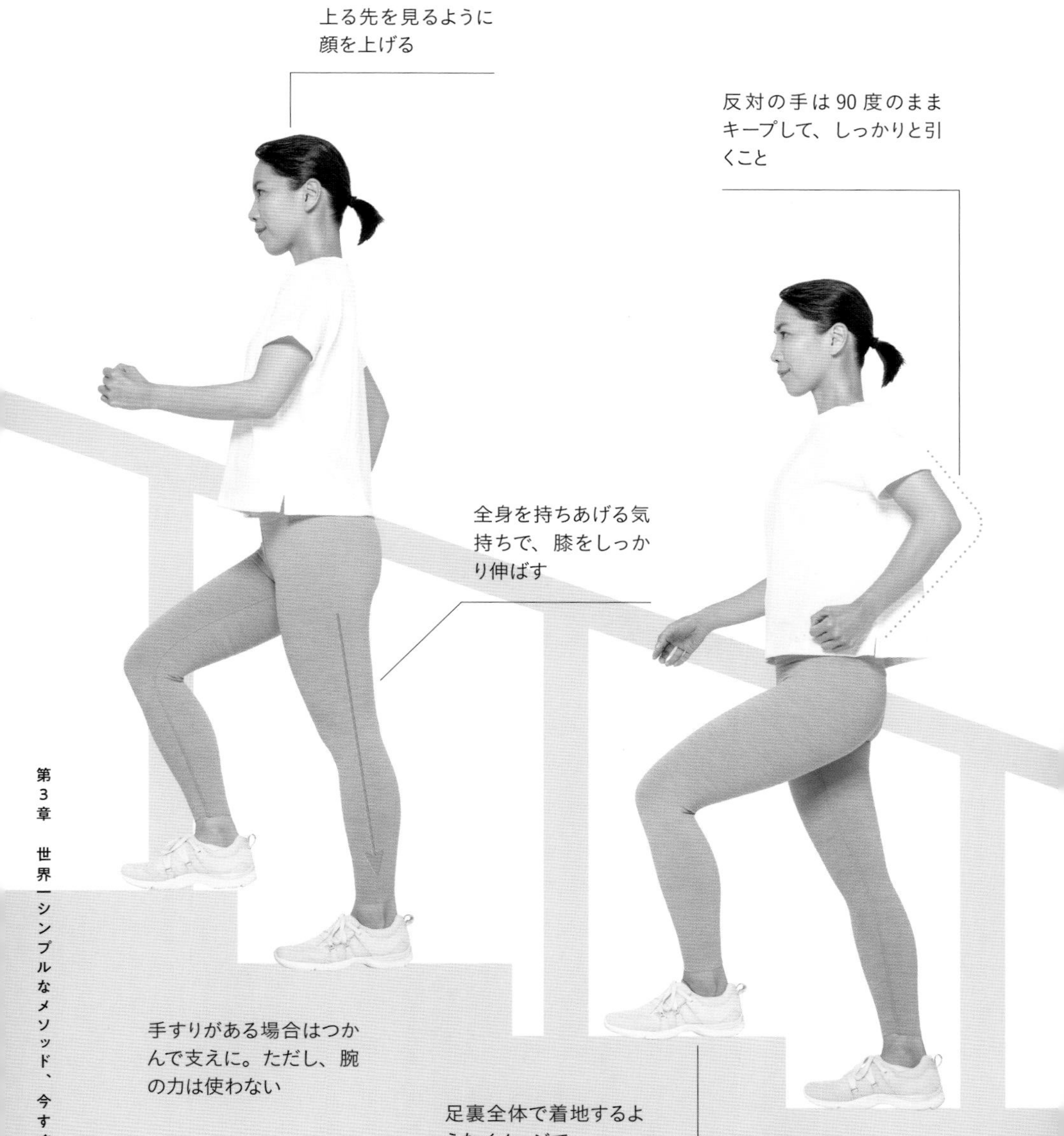
上る先を見るように
顔を上げる
反対の手は90度のまま
キープして、しっかりと引
くこと
全身を持ちあげる気
持ちで、膝をしっか
り伸ばす
手すりがある場合はつか
んで支えに。ただし、腕
の力は使わない
足裏全体で着地するよ
うなイメージで

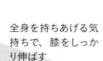

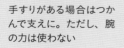

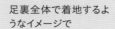

Let's get Started!

バリエーション～水中インターバル速歩～

水中インターバル速歩は、通常のインターバル速歩より筋肉への負荷が高い一方、心肺機能や関節には負担が軽くやさしい方法です。

腰や膝が弱い人は水中がおすすめ

プールでは、水の抵抗によって歩くだけでも筋力を使います。しかし浮力が体を支えるため、関節への負担が少なく、腰・膝が弱い人には最適な運動です。

陸上と同じ強度の運動をしても、1分あたりの心拍数が10拍ほど少なく、陸上より楽に運動できるように感じます。水圧で下半身の筋肉が圧迫されて、血液を押し上げる筋肉ポンプの作用を増強するため、陸上より効率よく血液が心臓へ戻るので、1回の拍動で心臓から、より多くの血液が押し出されます。そのため、より多くの酸素が筋肉へと供給され、乳酸の産生が抑えられ、息切れも起こりにくくなるのです。

こうした利点からリハビリテーションにも適していると考え、膝痛、腰痛に悩む方々に数か月間ご協力いただいて調査したところ一定の効果が見られました。

プールの水深に注意!

水中の効果を最大限に使うなら肋骨の前の胸骨の下縁レベルの水深で行うのが一番です。肺が水圧の影響を受けず、心臓より下の筋肉が水圧の恩恵を受けられる深さです。これ以上深いと苦しさが増し、低すぎると水中ならではの効果がほとんど発揮されません。

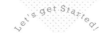

水中インターバル速歩のやり方

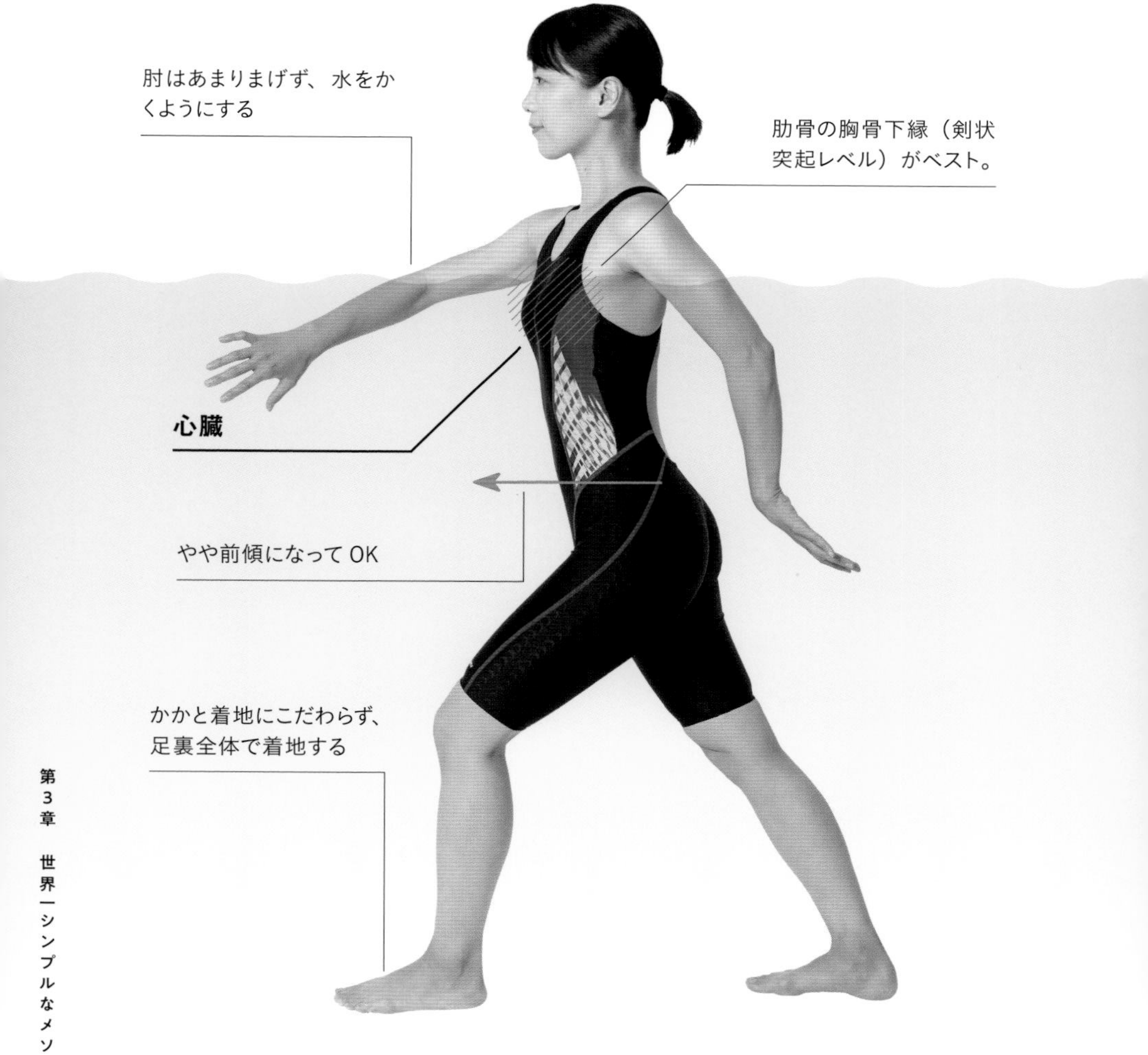
肘はあまりまげず、水をかくようにする
肋骨の胸骨下縁（剣状突起レベル）がベスト。
心臓
やや前傾になって OK
かかと着地にこだわらず、足裏全体で着地する

Column

ずくなし遺伝子がジャマをする

遺伝子の違いに見る定着率

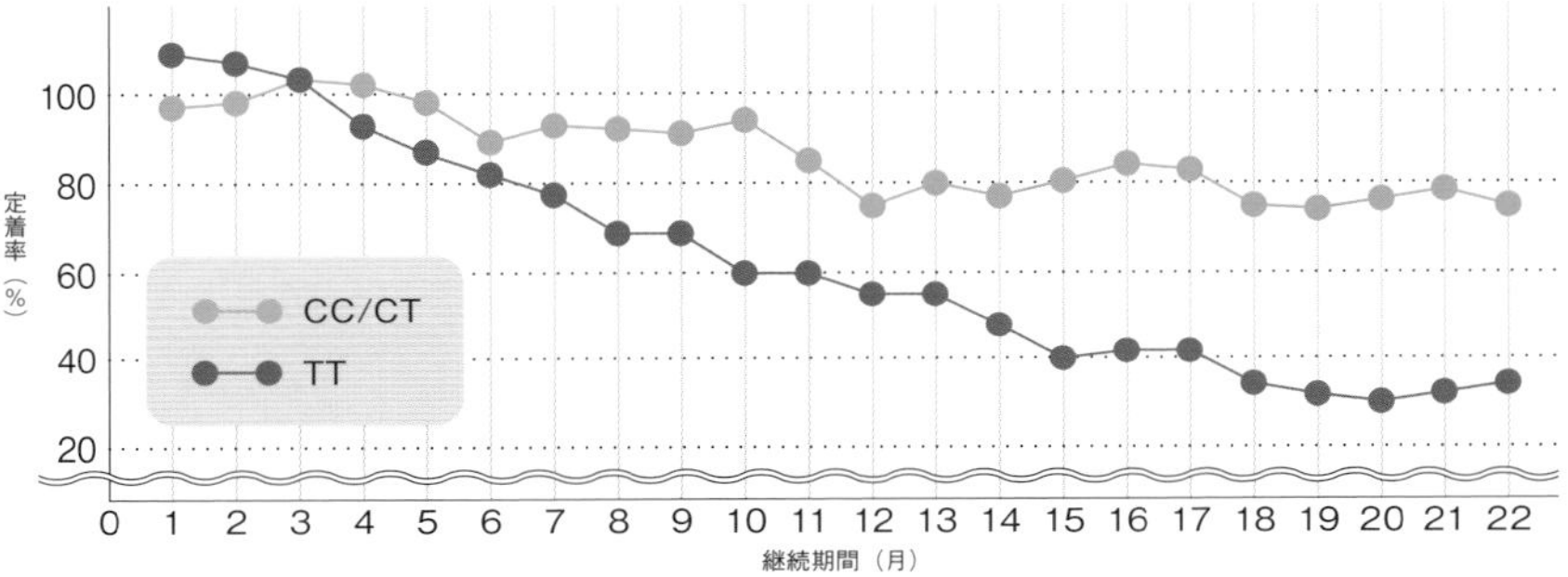

（出典：Masuki S et al.: J Appl Physiol 118: 595-603, 2015.）

私の地元信州には、“ずくなし”という言葉があります。「飽きっぽい」「根性なし」といった意味で使われる言葉で、“ずくなし遺伝子”は「そうした性質を発揮させる遺伝子」という意味。つまり、生来の飽きっぽさは生まれながらのものかもしれない、ということです。

まだ研究段階ですが、実際にインターバル速歩の定着率で調べてみると、非常におもしろい結果が出ます。

ちょっと難しい話になりますが、上のグラフを見てください。これはインターバル速歩の実践者 196 名を 22 か月間追跡して、バゾプレッシン受容体の遺伝子の違い別に定着率を調査したものです。遺伝子は、DNA 上の特定の場所にある 3 種類（CC・CT・TT）と、RS3 という遺伝子。その組み合わせを調べた結果、CC と TT の人で RS3 を持っている人は、22 か月後も 80%近くが継続。が、TT の人で RS3 を持つ人は 40%を割り込む程度しか定着していません。実に 50%近くも定着率が違うのです。しかしそのような遺伝子をもった方でも、最初の 6 か月間は他の遺伝子を持つ方と同様に高い運動定着率を示します。すなわち運動処方の工夫次第では長続きが可能なのです。本書でも長続きの工夫を紹介していますので参考にしてください。

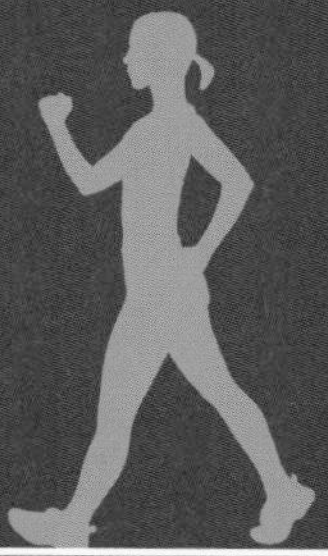

第4章

継続のテクニック、効果的に筋力アップをしよう

定着率を追跡調査する

本当に好きな運動かどうか、心から達成したい目標があるかどうかなど、運動の定着率はさまざまなものに左右されます。

男性よりも女性が……！

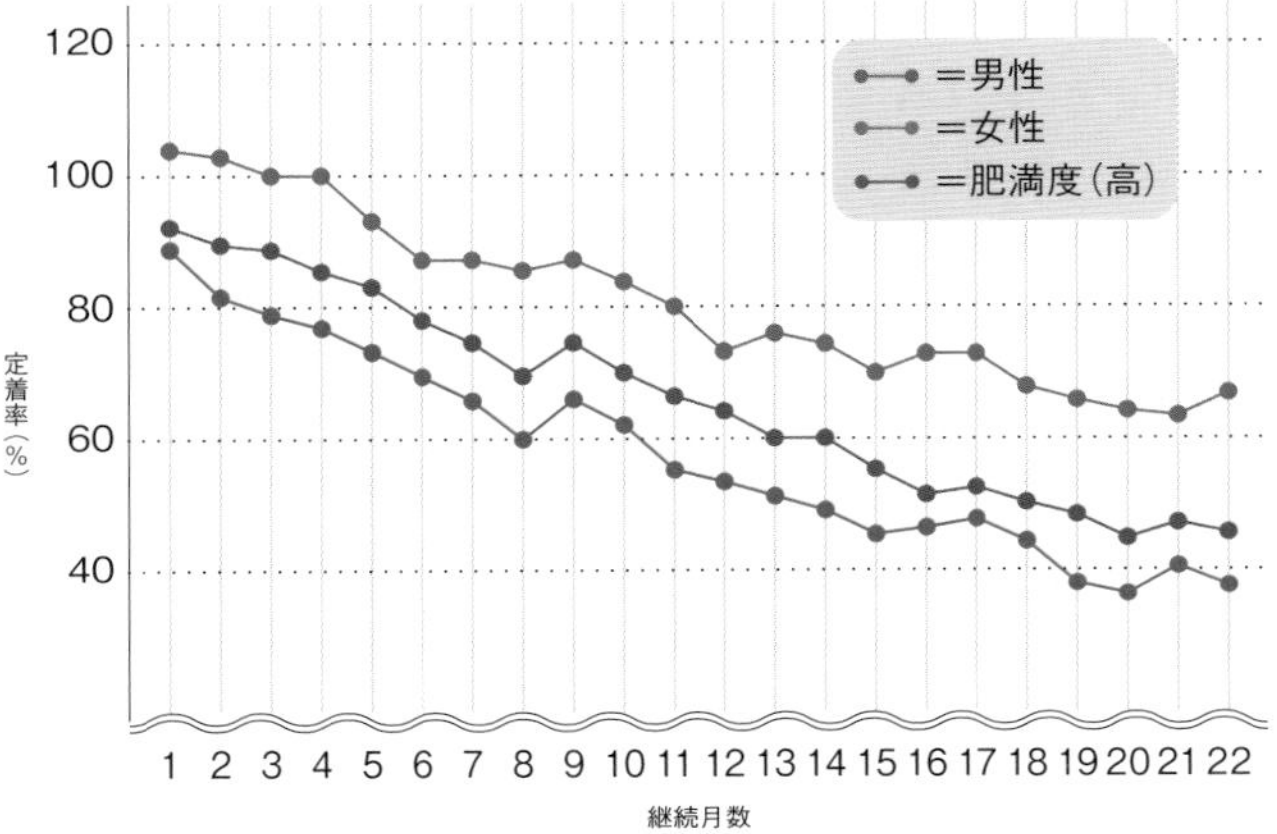

（出典：Masuki S et al: J Appl Physiol 118: 595-603, 2015.）

運動の効果を享受するには継続が大切

以前、インターバル速歩の定着率を22か月にわたって調べたことがあります。その結果が上のグラフです。月を追うごとにゆっくりと低下していき、最後まで継続できたのは男性66％、女性47％でした。以来、追跡調査していますが、10年以上継続している人は約20％。15年継続している人さえ何％もいます。

特徴的なのは、男性196名・女性500名と男性が半分以下という点です。男性は総じて新しい環境へ飛び込むのが

22か月間の定着率と生活習慣病指標との関係

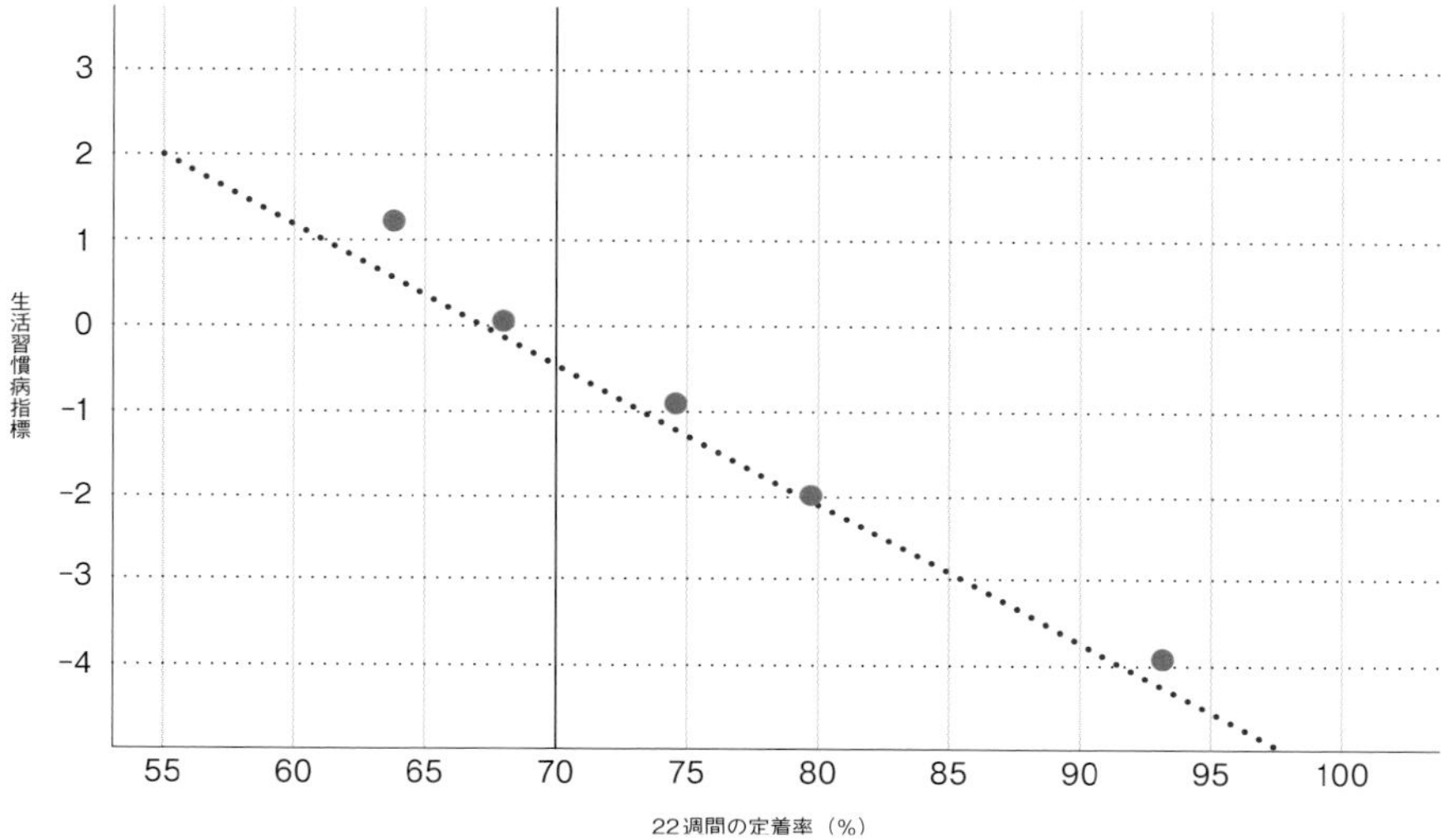

（出典：Masuki S et al: J Appl Physiol 118: 595-603, 2015.）

中高年男女696名を対象にした定着率と生活習慣病指標の調査結果。生活習慣病指標では、高血圧症、高血糖症、肥満症、脂質異常症と診断されたら、それぞれ1点ずつ加算する。したがって、満点4点、赤点は定着率ごとに小グループ分けた複数人の集団の平均値。平均定着率が70%を下回る人の生活習慣病指標は0以上の高い領域にあり、生活習慣病の症状が改善していないことを示す。一方、定着率が上昇するにしたがって、生活習慣病指標の値が低下し、定着率が90%以上で—4点になる。すなわち、定着率90%以上になると高血圧症、高血糖症、肥満症、脂質異常症の4つすべての症状が正常値に回復している。

苦手なようですが、いったん始めてしまえば定着しやすいのは男性。頑固さやこだわりが出てくるのかもしれません。

肥満度も定着率に影響します。前頁の緑のラインは、男女696人の参加者を男女比率に差が出ないようにBMI値に従って174人ずつの4グループに分けたときの、最も高いBMIのグループの22か月間の定着率の推移を表します。男女別で示した参加者全体の定着率よりも低いことがわかります。すなわち、肥満度が高いほど定着率は低く、最初の1か月で90%を割り、22か月後は38%となりました。これは体重があるため膝や腰への負担が大きく故障しやすいこと、あるいは、スタート早々に息が上がって辛い時間が長い点も理由かもしれません。

しかし、裏を返せば**高度の肥満でも4割近い人が続けることができ、結果を出せている**ことを忘れてはなりません。

取り組み方は自由に決めよう！

続かない理由のひとつは〝ノルマ〟と感じてしまうから。面倒で積極的になれないのです。でも〝ついで〟ならどうですか？

続けるコツは「ついでにこなす」

（3分＋3分）×○セット×△日は自由

忙しい日々の中で新しく「運動の時間」を作るのは大変です。最初の頃は新鮮さや目新しさで積極的になれますが、天気が悪い日や外せない用事、仕事などで休んでしまうと新鮮さは薄れ、面倒な気持ちが先に立ってしまいます。それではなかなか続きません。

「1週間に速歩を計60分」これさえクリアすれば結果はついてきます。速歩とゆっくり歩きをペアにしてさえいれば、どう割り振ってもよいのです。ならば、通勤や通学、買い出しなど生活スタイルに合わせて臨機応変に組み込んでしまいましょう。用事の〝ついで〟にこなしてしまえばいいのです。

左下のグラフにある通り、**速歩が60分／週に達したあたりで、生活習慣病の改善は頭打ちになってきます。それ以上歩いても、スピード（負荷）を見直さない限り結果は変わりません。**

スポーツドリンクは必携！

インターバル速歩ではたくさん汗をかきます。特に夏場はスポーツドリンクで水分補給をしてください。スポーツドリンクには汗で失った塩分やミネラルが程よく含まれています。“ついで”の速歩であってもボトルを携え、歩行中にも積極的に口にすることが重要です。

私はオーソドックスに 3 分＋ 3 分を 5 セット、
それを 4 日やってるわ。

僕は週 5 日通勤しているから、その行き帰りで
2 セットずつだな。

私は土日の散歩ついでに 30 分＋ 30 分を
2 回かな。

俺は時間がないから休みの日にまとめて 60 分。
きついんだけどね（汗

僕はバラバラ。毎日最低でも 2 セットやるけど、
たりない分は休みの日にガッツリと。

どんな組み合わせでも「トータルで速歩が週に60分」をキープさえしていれば効果は出ます。「速歩 3 分・ゆっくり歩き 3 分」を 1 セットとして、自分の生活に合わせて好きに組み合わせましょう。

男女・体力別の高血圧症の有病率

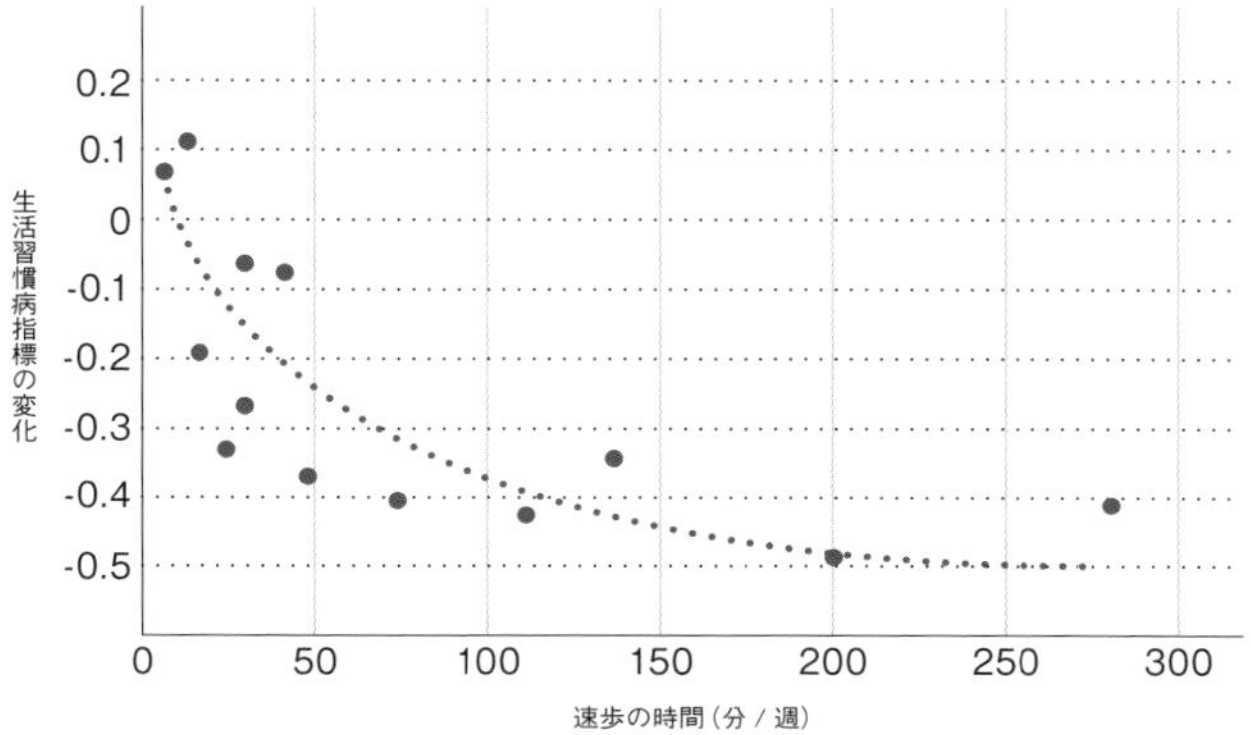

（出典：Masuki S et al.: Mayo Clinic Proceedings, 94: 2415-2426, 2019.）

高血圧症・高血糖症・肥満症・脂質異常症の有無に従って算出された生活習慣病の指標は、下に行くほど改善されることを示している。速歩の時間が 60 分を超えたあたりで下がりにくくなる。60 分 / 週の結果と 200 分 / 週の結果とでは、効果に大差はないのだ。各点は 5 か月間の週当たりの速歩平均時間にしたがって、被験者 679 名を小グループに分け、その平均値と生活習慣病指標の平均値の関係を表す。

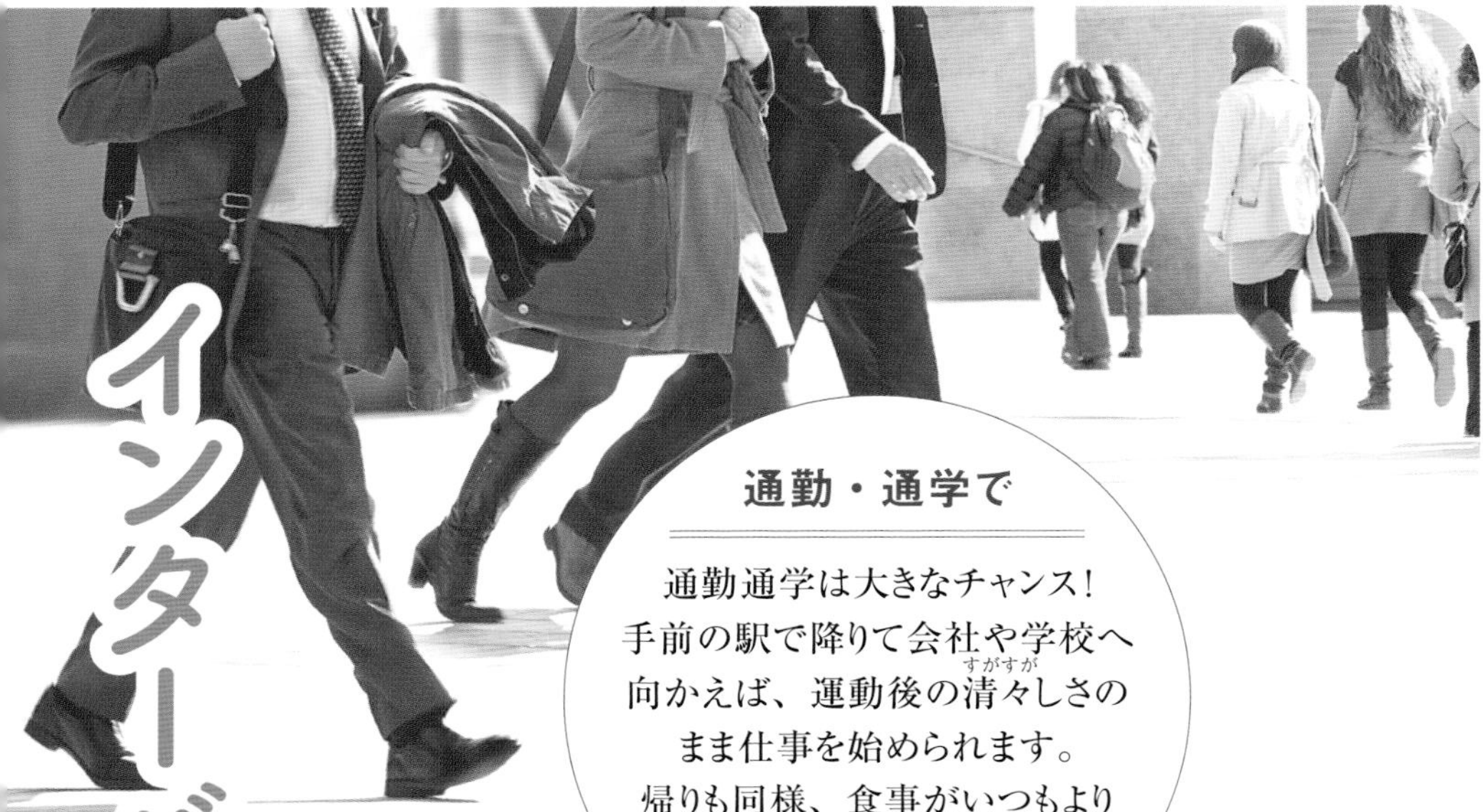

インターバル速歩は、

通勤・通学で

通勤通学は大きなチャンス！
手前の駅で降りて会社や学校へ
向かえば、運動後の清々《すがすが》しさの
まま仕事を始められます。
帰りも同様、食事がいつもより
おいしく感じることは
間違いありません。

買い物で

夕ご飯の買い出しも絶好の
チャンス！ 夕方のタイムセールに
間に合うよう速歩でお店へ。
行き帰りをインターバル速歩すれば
いつもより早く買い出しが
終わり、一息つく時間が
生まれます。

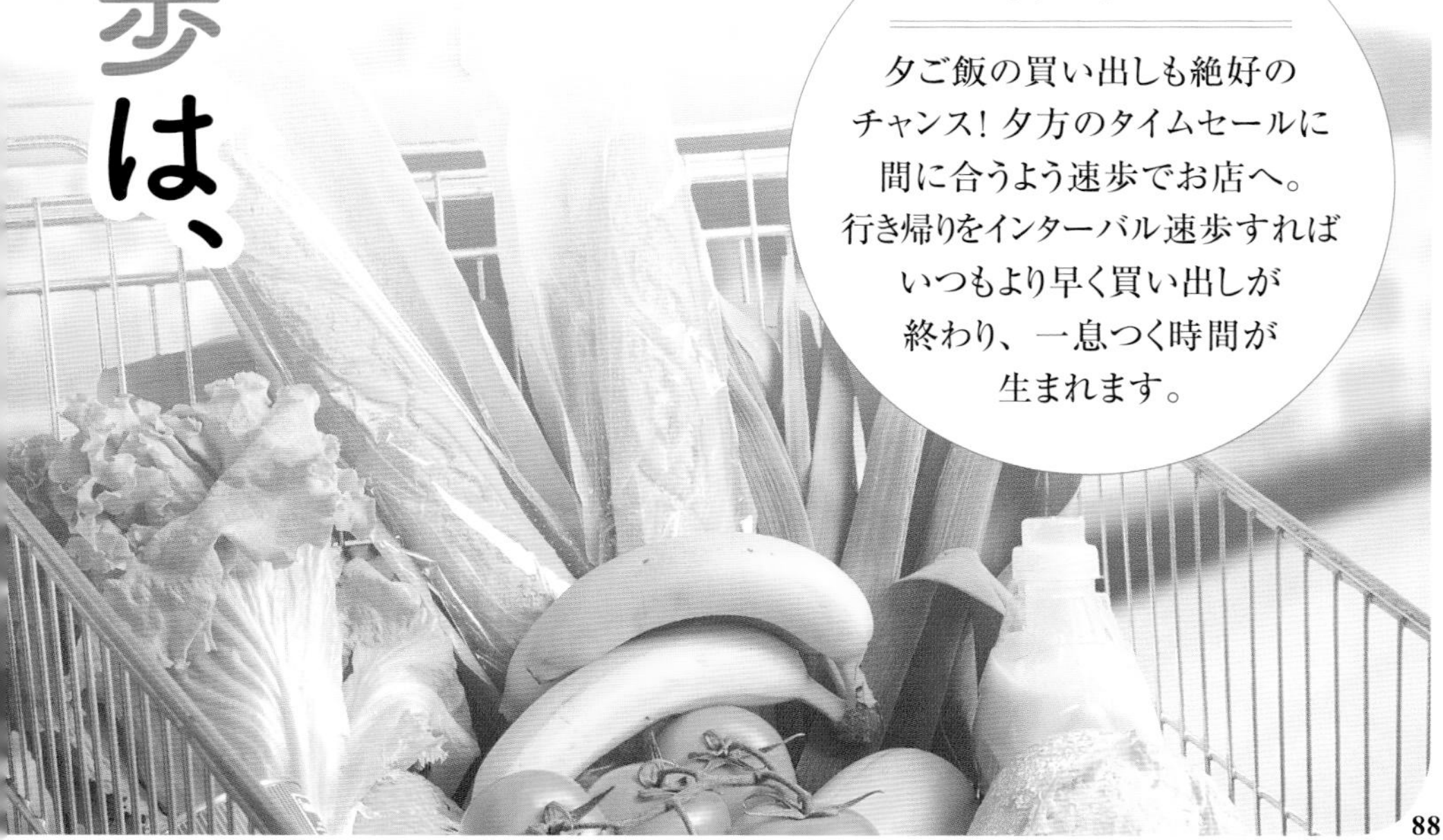

こんな場面でおススメ！

インターバル速歩は、わざわざ時間を設けなくても〝ついで〟にできます。なかでもおススメなのが、ここで紹介する4場面です。

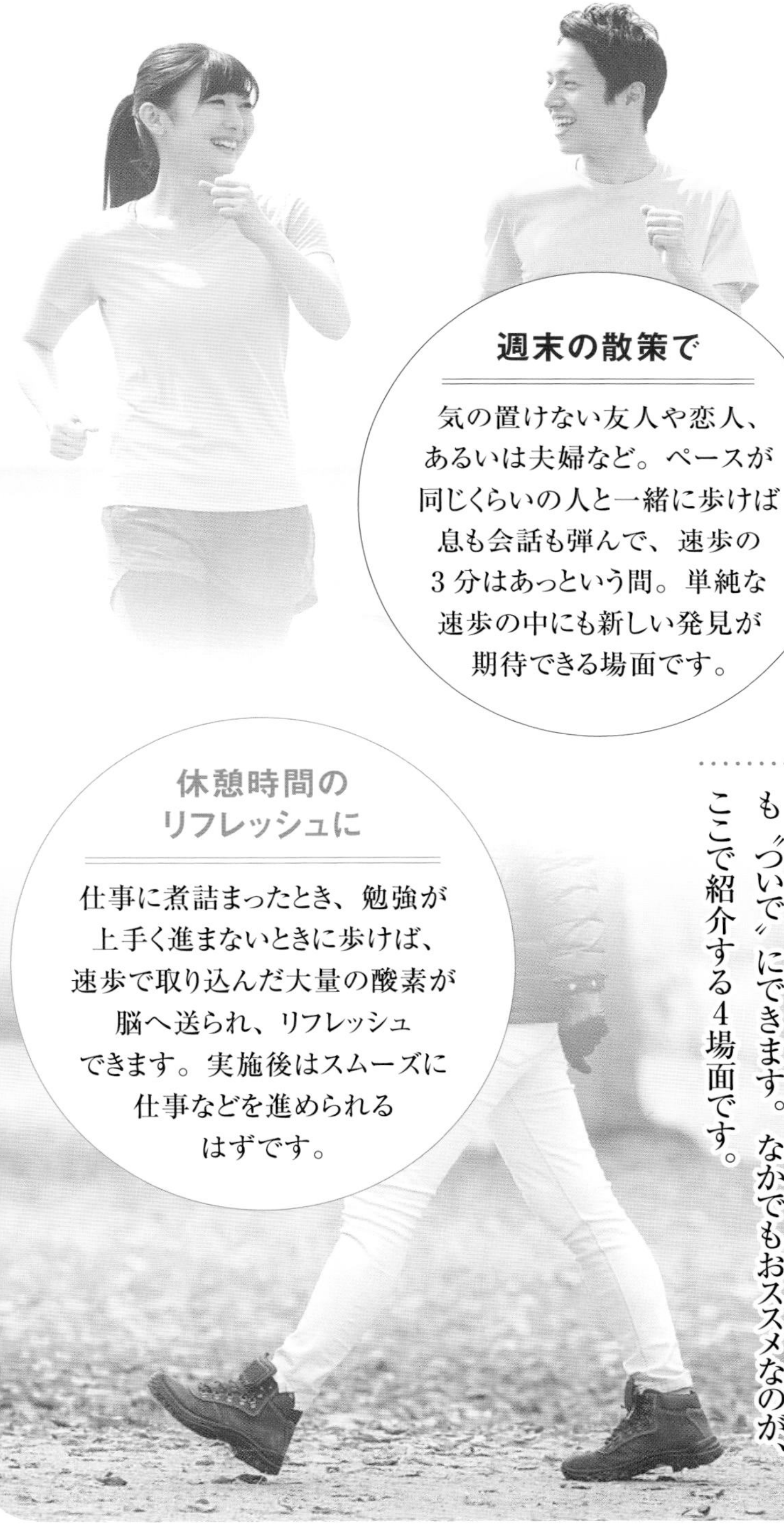

週末の散策で

気の置けない友人や恋人、あるいは夫婦など。ペースが同じくらいの人と一緒に歩けば息も会話も弾んで、速歩の3分はあっという間。単純な速歩の中にも新しい発見が期待できる場面です。

休憩時間のリフレッシュに

仕事に煮詰まったとき、勉強が上手く進まないときに歩けば、速歩で取り込んだ大量の酸素が脳へ送られ、リフレッシュできます。実施後はスムーズに仕事などを進められるはずです。

自己比較↓他己比較が効果あり

長野県松本市や秋田県由利本荘市など、積極的に取り組む町にはコミュニティがあり、互いに励まし、競い合っています。

競い合えば長続きする

記録を見せ合い、一喜一憂する

同じ趣味について話せる仲間がいると非常に心強く、話に花が咲きます。日々「今日はこうだった」「あそこの道にはきれいな花が咲いていた」などと街の情報を話すだけでも楽しいでしょう。

それ以上にモチベーションへとつながるのは、体に具体的な変化が表れてきてから。「この前の検査で数値がこんなに下がった」と相手に自慢したり、自分の気持ちを発奮させたりすることで、より一層のめり込めるようになるはずです。

そのためにもインターネットなどで、自分の町にインターバル速歩の仲間がいないか、コミュニティはないかと、探してみるとよいでしょう。その際は、左のような記録シートに日々の記録を残しておくと自慢の素材になるだけでなく、取り組み方を改善する材料にもなり一石二鳥です（コピーして自由にお使いください）。

⬅記録表の使い方

左の記録表は、インターバル速歩への取り組みを記録するためのものです。１週間分あるので、コピーして使いましょう。完成したらパソコンなどに入力してグラフ化すると、一目で効果がわかるようになります。また、それを自室に貼るなどして、発奮材料にするのもおすすめです。

インターバル速歩の記録表

日付・曜日	速歩時間	1日の合計	体重	体脂肪率	血圧（最高／最低）	MEMO（体調など）
／　（　）		分	kg	%	／ mmHg	
／　（　）		分	kg	%	／ mmHg	
／　（　）		分	kg	%	／ mmHg	
／　（　）		分	kg	%	／ mmHg	
／　（　）		分	kg	%	／ mmHg	
／　（　）		分	kg	%	／ mmHg	
／　（　）		分	kg	%	／ mmHg	
1週間の早歩き時間合計	分					

気づき・感想

3分間をどうやって計るか？

速歩とゆっくり、3分間の繰り返しをどう計るか。時間ちょうどで切り替えるのは意外と難しいもの。そこで身のまわりにあるアイテムを利用します。

好きなアイテムを利用する

私のおすすめは〝音楽〟

インターバル速歩で緩急を切り替える3分間をどうやって計るか。ここに引っかかる人が意外といます。本書の制作スタッフからは、「私の妻は一度試したときに3分間で歩ける歩数を数えていた」という話が出ました。他に「3分間でたどり着くあたりに目標物を探す」という人もいるのですが、これらは結構アバウトです。毎回何百歩も正確に数えられるわけではないですし、体調によっても違ってきます。もちろん、慣れてくれば3分になる前に目安となる歩数や目標物に到達してしまう可能性も高いです。

一般的には、左ページにあるようなアイテムを使う人が多いのですが、私のおすすめは音楽。ちょうど3分で終わる曲を数曲お気に入りに入れておき、それを速歩・ゆっくり歩きで繰り返す分だけリピート。好きな曲で気分を高揚させながら、気持ちよく歩けます。

音楽は片耳で!

最近のイヤホンは密着度が高く、まわりの音をかなり防ぐ高品質。しかし、外を歩く際はクラクションやエンジン音、自転車の走行音など、音で危険を察知することも大切です。イヤホンは必ず片耳だけにして、安全を確保することを心がけてください。

スマートフォン

アラーム機能を使用。鳴動したら2～3回タップするだけで、次の3分をスタートできます。

ストップウォッチ

スイッチを押すだけと操作が簡単。最近では安価でアラーム機能付きもあるので、使いやすくなっています。

ランニングウォッチ

普通の腕時計でもよいですが、ランニングウォッチなら歩数や心拍数などでも確認できるので、便利です。

メモリーオーディオ

好きな音楽を聴きながら、気持ちよく歩けるのが最大のメリット。3分の区切りに適した曲を見つけるのが大変かも?

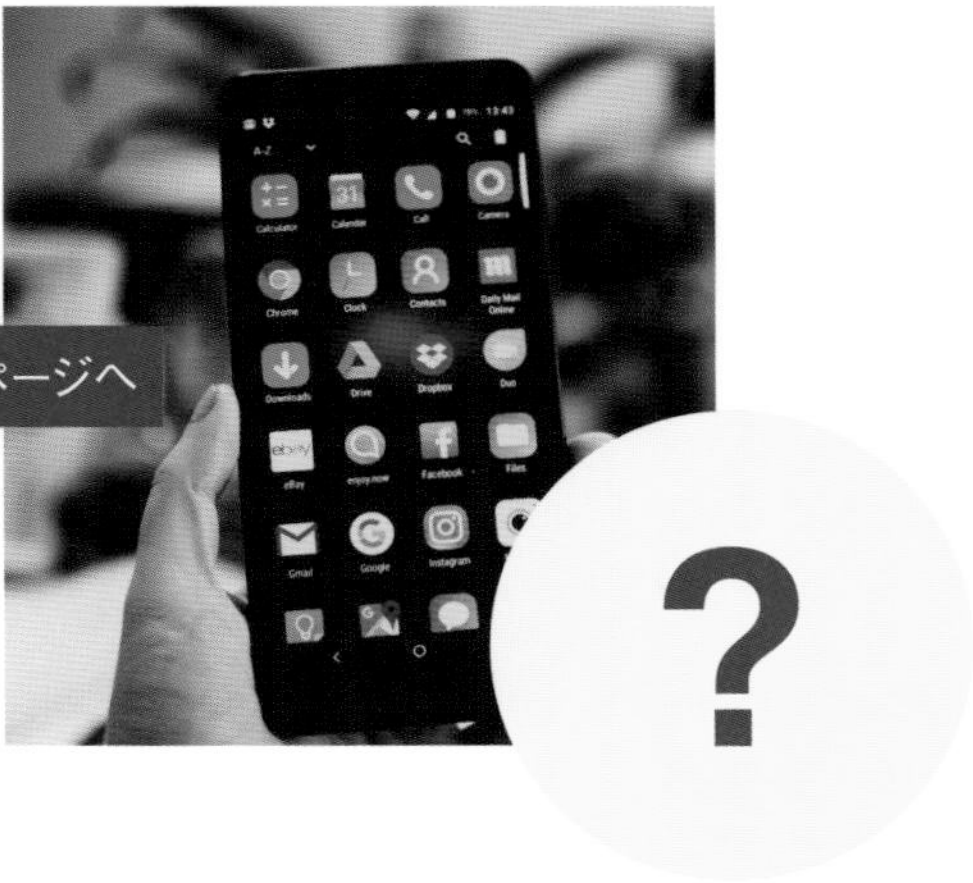

次ページへ

iPhone アプリ

お手持ちのスマートフォンが iPhone なら、もっと便利で使いやすい無料アプリがあります。

アプリを使って便利に計測しよう！

実際に歩き始めると、3分間を計るのが難しいと感じます。アラームでもよいですが、iPhoneがあるなら、アプリを入れてみましょう。

for iPhone

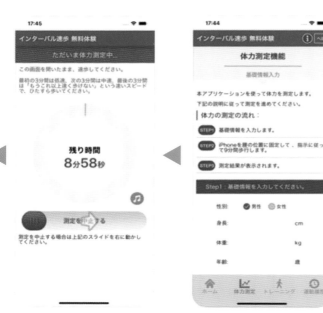

Step 1

基本情報入力画面

性別・身長・体重・年齢を入力して保存。

Step 2

計測

インターバル速歩開始時に「スタート」を押して計測開始。速歩中はスマホを腰のあたりに固定できるのが望ましい。3分ごとにアラームが鳴るので、速度を切り替えるタイミングがわかりやすい。

測定結果をデータ化して表示できる！

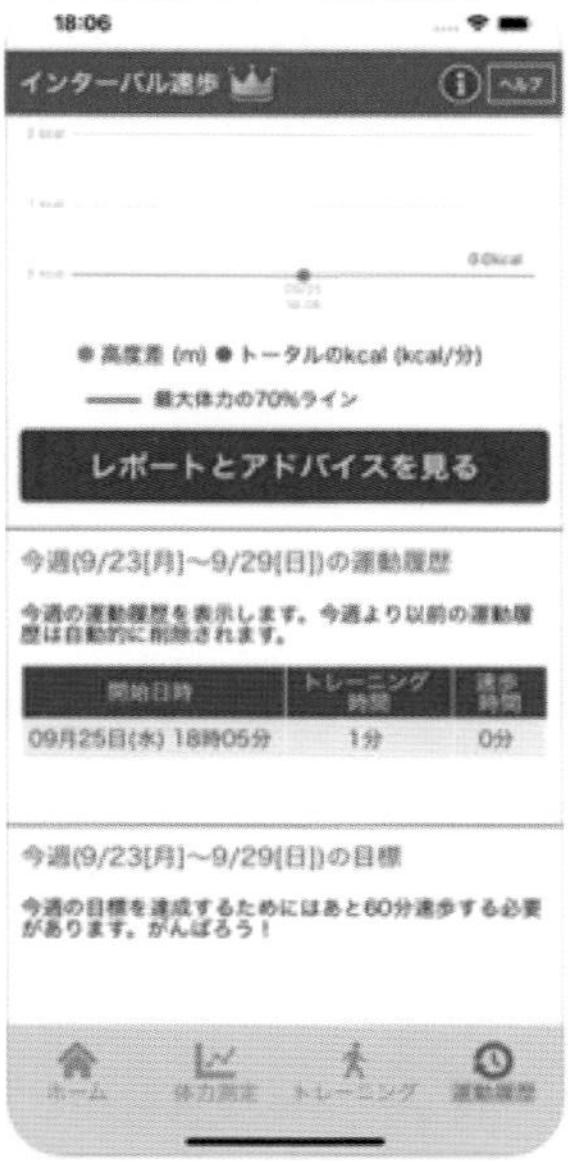

Step 3
測定結果画面

歩いた道のりの距離や高度差、消費カロリーなどが表示される。履歴も表示されるので、振り返っての改善にも便利。わかりやすい。

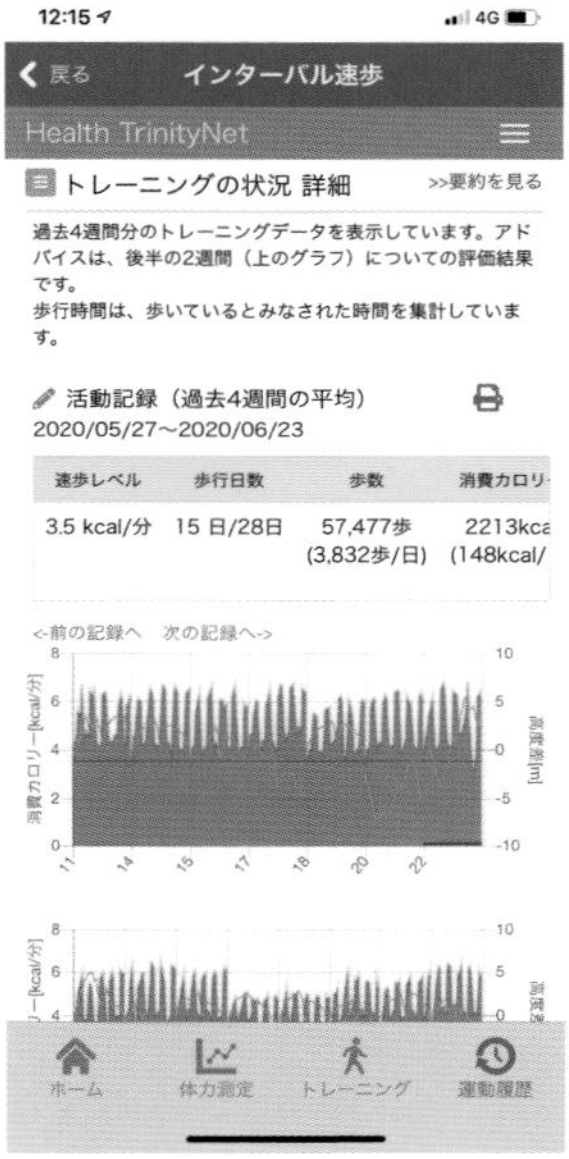

Step 4
データ画面

一定期間ごとに測定結果をアップロードすれば、折り返しグラフが届く。グラフにはその期間の運動量や目標レベルなどが表示されているため、総合的に振り返ることができる。

アプリ用 QR コード

iPhone をお持ちの方は右の QR コードを読み込むとアプリのダウンロード画面に切り替わります。
（Android 用は準備中）

iPhone 用

Column

まずは小さく、そして大きな目標を持とう！

私は“富士登山”だった

2018 年初春。学生時代から登山できたえた私が、初めて危機感を持ちました。教室スタッフが、「定年退職記念に全員で富士山へ登ろう！」と企画してくれたのです。スタッフが考えてくれた大切な企画。私のわがままで迷惑はかけられません。翌日から一念発起してインターバル速歩の頻度を増やし、約 2 か月間みっちりトレーニングしました。

当日、登山を開始すると若いスタッフはどんどん先へ登り、7 合目で私のソロ登山。誰の背中も見えません。それでも息を切らせながら登り続け、ようやく山頂に着いたのはトップから 3 時間遅れでした。それでも前回より 30 分短縮できたのは、ひそかな自慢です。

私の場合は他者から与えられた目標でしたが、皆さんは“自身が夢見る最高の目的地”を作ってください。たとえば、「自分の足でマチュピチュへ！」「八ヶ岳連峰を縦走！」「エベレストを見てみたい！」……なんでもかまいません。行きたい場所、到着したい地点を皆さんの目標として、1 年後 2 年後に実現させる。本気で臨めば、インターバル速歩が確実に結果を導いてくれるはずです。

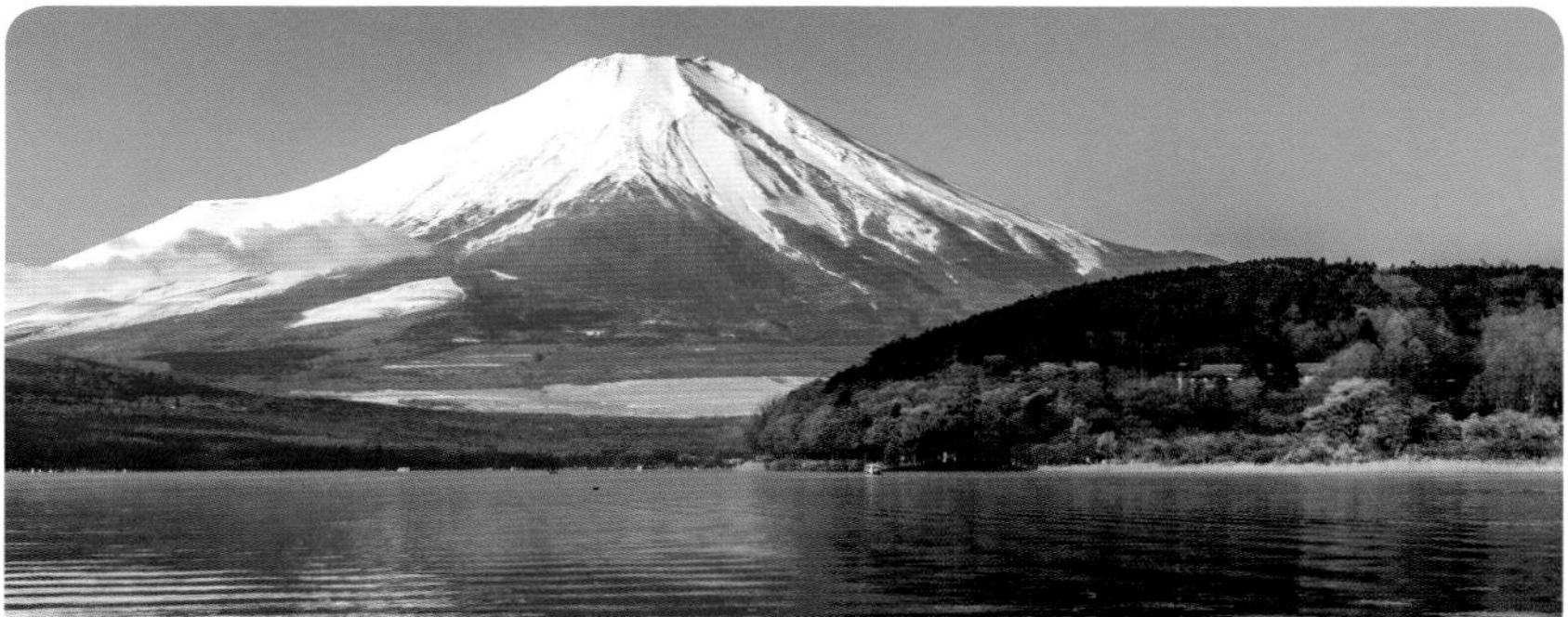

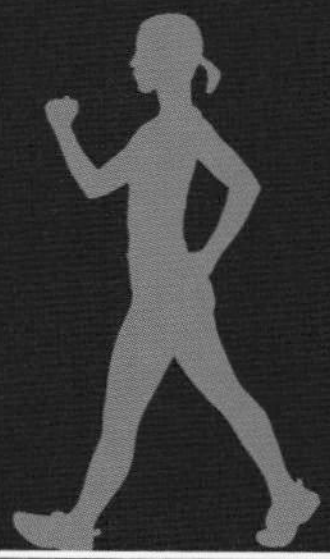

第５章

日本人の足と歩き方 アシックスに聞きました！

アシックス スポーツ工学研究所

1985年アシックスのシューズ、アパレルの研究部門が統合されて設立。「スポーツでつちかった知的技術により、質の高いライフスタイルを創造する」というビジョンを具現化するアシックスの基幹を担う研究部門。人間の身体や動作を科学的に分析することで、アスリートに限らず、世界中の人々の生活に役立つ製品やサービスを継続的に開発することを使命としている。アシックスは1983年に初めてのウォーキングシューズを発売、ウォーキングの研究を進め、2002年に3次元足形計測機を店頭に配備、百万人以上の足形データを持つ。2017年に3Dセンサーを使った歩行姿勢測定システムを、NECソリューションイノベータと共同で開発、3Dセンサーに向かって歩くだけで、その人の歩き方の特徴や歩行年齢がわかるシステムを生かして分析を進めている。

自分の足はどんな足？

数々のウォーキングシューズを開発するアシックススポーツ工学研究所によると、足にはいろいろな形があり、大きく変形するそうだ。

足と靴の意味

何気なく「窮屈かな？」「デザインが好き」程度の感覚で靴を選び、あとから足と靴が合わずに痛みやマメで苦労する人が見られます。

正しい靴選びができれば、足腰への負担が軽減され長距離でも速足でも、できるだけ痛みや故障を起こさないように歩くことができます。

では、どうすればスムーズに歩ける最適な靴を見つけられるのか。まずは自分の足と脚を知り、歩き方を見直してみましょう。

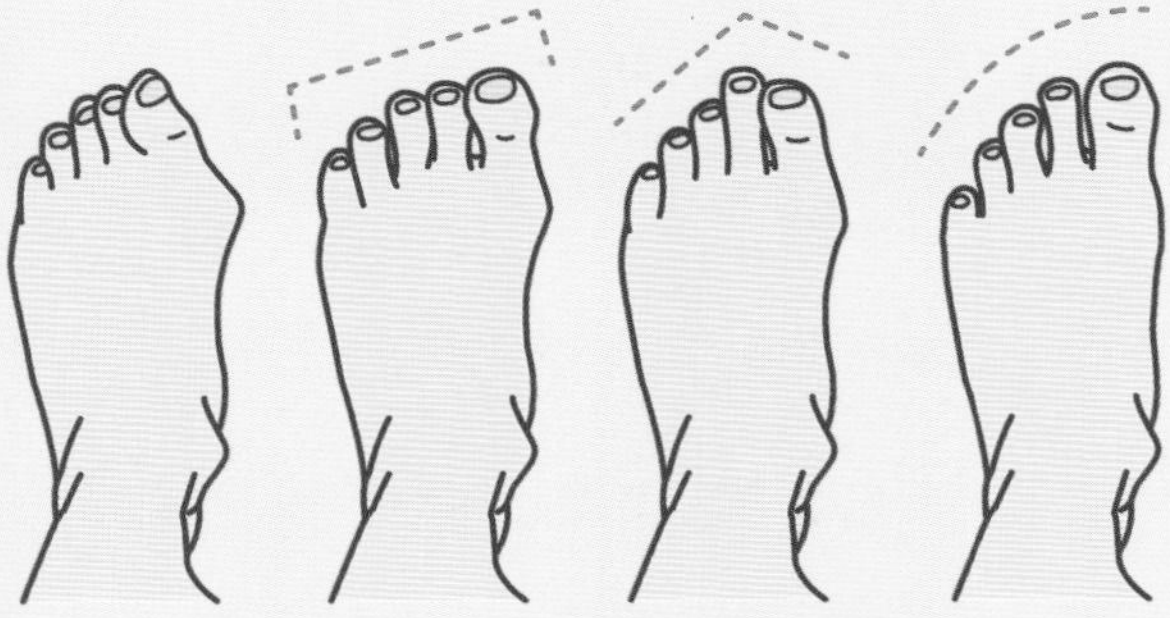

オブリーク
約60%を占める主流派

ラウンド
約15%を占める

スクエアー
約15%を占める

母趾の外反
女性に多く約10%を占める

つま先の形　基本は4種類

日本人のつま先の形は、4つのタイプに分類できます。

●**オブリーク型**
・親指が最も長い
・扁平足になりやすい
・外反母趾に対する注意が必要

●**ラウンド型**
・人差し指が最も長い

●**スクエア型**
・指の長さが同じくらい
・甲高が多い
・小指に負担がかかりやすい

●母趾の外反（アシックス独自基準）
・足の変形の代表的なもの
・女性に多い

これらに加えて足の幅や甲の高さなどにより、足の形が決まります。

足はさまざまな要因で変形する

たとえば、加齢による衰弱、スポーツなどによる脚の変化、合わない靴による変形、ケガや病気などによる姿勢・重心の変化などが挙げられます。

変形の仕方としては、主に次の5つのタイプがあります。

・土踏まずがつぶれる**扁平足**
・親指が人差指側に曲がる**外反母趾**
・小指が薬指側に曲がる**内反小趾**
・親指以外の指が「へ」の字に曲がる**ハンマートウ**
・親指〜小指が接地しない**浮指**

どの形でも歩き方にクセが生まれ、理想的な歩き方から離れていきます。言い換えれば足や膝、腰などに大きな負担がかかりやすい歩行になってしまうのです。

脚の形も関係する

脚の形も足の変形と関係しています。たとえば日本人の約半数にのぼるO脚は、膝の内側に体重が乗るため、変形性膝関節症になりやすい傾向にあります。また、足の外側に体重がかかりやすいため、小指が内側へ曲がる内反小趾の可能性も高まります。

さらに、加齢で筋力やバランスが衰えると、足を外側に広げて安定を保とうとするため、膝の負担が増える悪循環に陥ってしまうのです。

では、理想の脚の形はというと、それは直脚とO脚の中間。つまり、

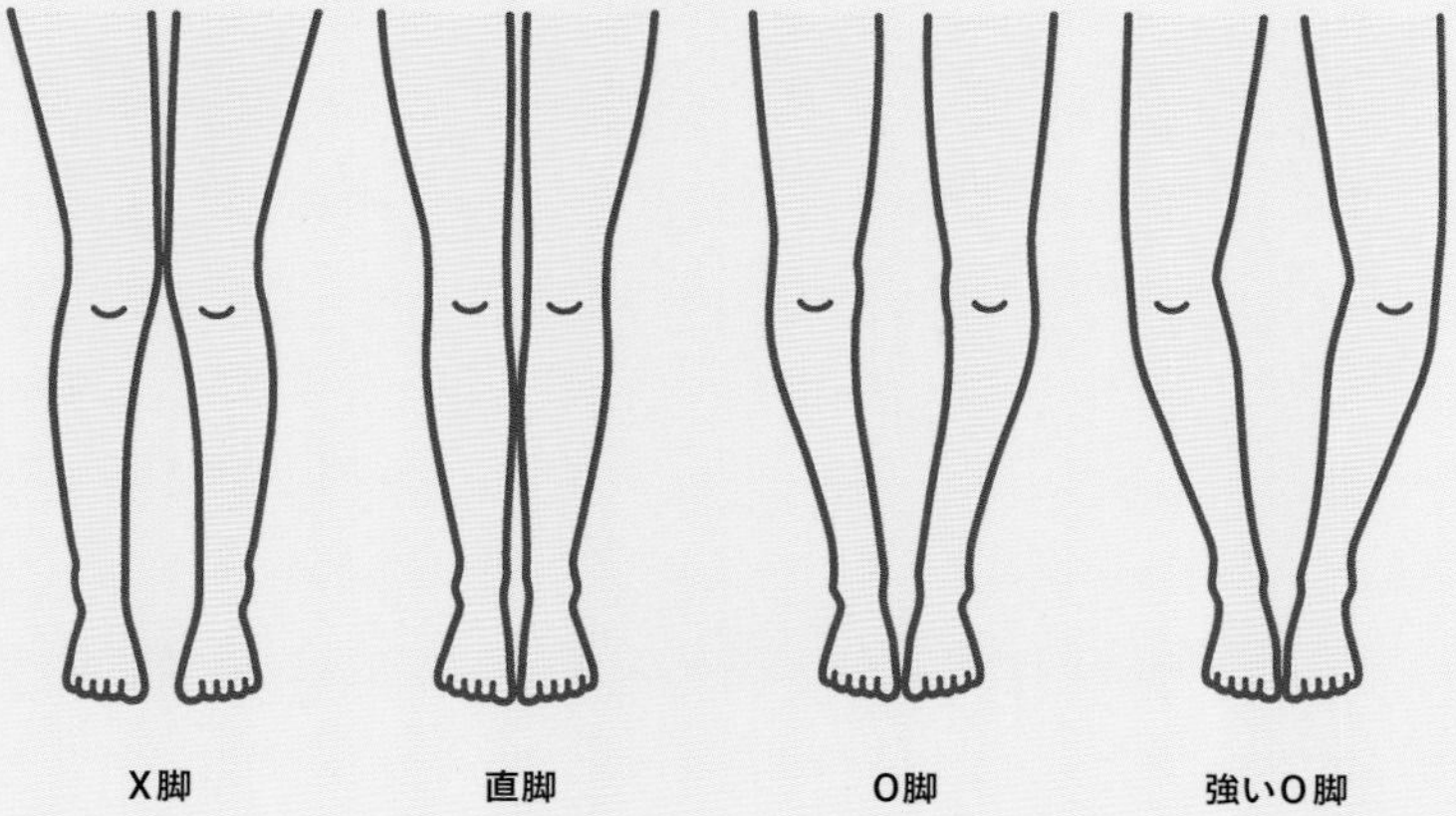

両足をそろえて直立したときに、両膝の間に指1〜2本分のすき間ができる状態。それが最も膝や足への負担が少ない理想的な形とされています。

〝アーチ〟とは

足のアーチは次の3つがあり、体重を支え、歩いたり走ったりした際の衝撃をやわらげる役割を担っています。

●横アーチ
・親指の付け根（母趾球）と小指の付け根（小趾球）を結ぶアーチ
●内側縦アーチ
・母趾球とかかとを結ぶアーチ
●外側縦アーチ
・小趾球とかかとを結ぶアーチ

たとえば内側縦アーチがつぶれると、土踏まずが下がって偏平足になり、足への衝撃をやわらげられないため疲れやすくなります。また、内側に体重がかかることから、外反母趾にもなりやすい形です。

横アーチは、加齢によってつぶれやすい場所です。つぶれると当然幅が広がるため、足が大きく変形し、歩く動作にも大きな影響を与えます。

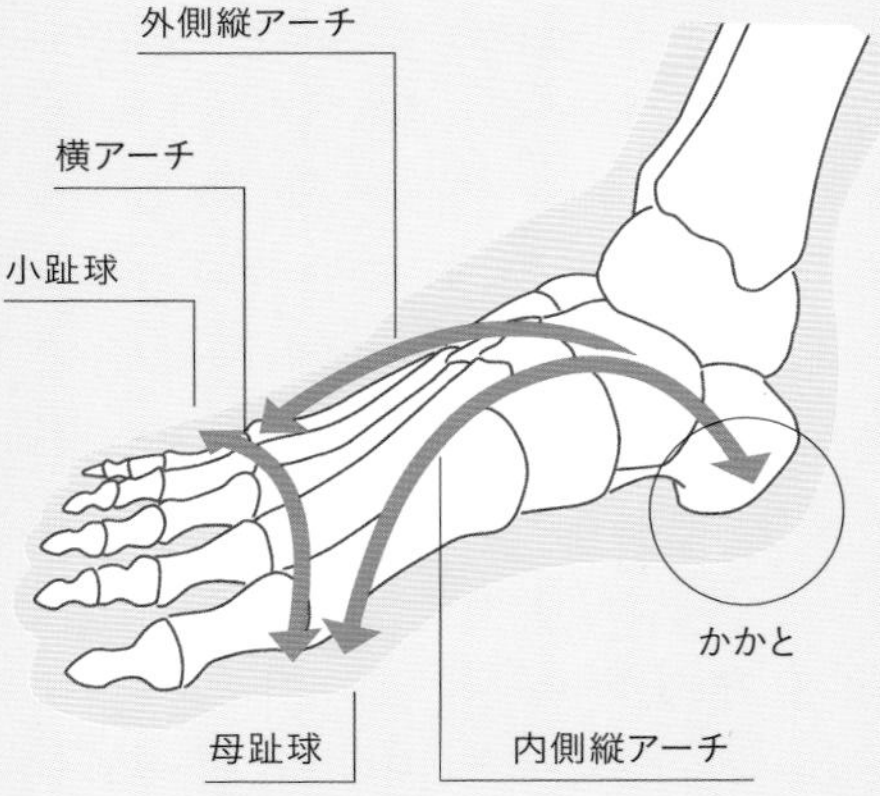

アーチ高

〝アーチ高〟とは、床から舟状骨《しゅうじょうこつ》までの距離のことです。50歳以上の平均アーチ高を同じ足の長さに換算して比べると、女性は男性よりも6.6㎜低く、女性の方が扁平足になりやすい特徴があります。また、欧米と日本の平均を比べると、日本人の方が2㎜以上低いのです。

つまり、日本人は欧米人より扁平足や外反母趾になりやすく、女性は特にその傾向が強いです。また、O脚にもなりやすいため、変形性膝関節症のリスクも欧米人より高いことになります。

そんな足の状態を放置しておくことは、老後への備えを放棄するのと同じこと。加齢による変化は仕方がないとしても、大きな変化・変形を避け、何歳になっても健脚でいられることを目指したいものです。

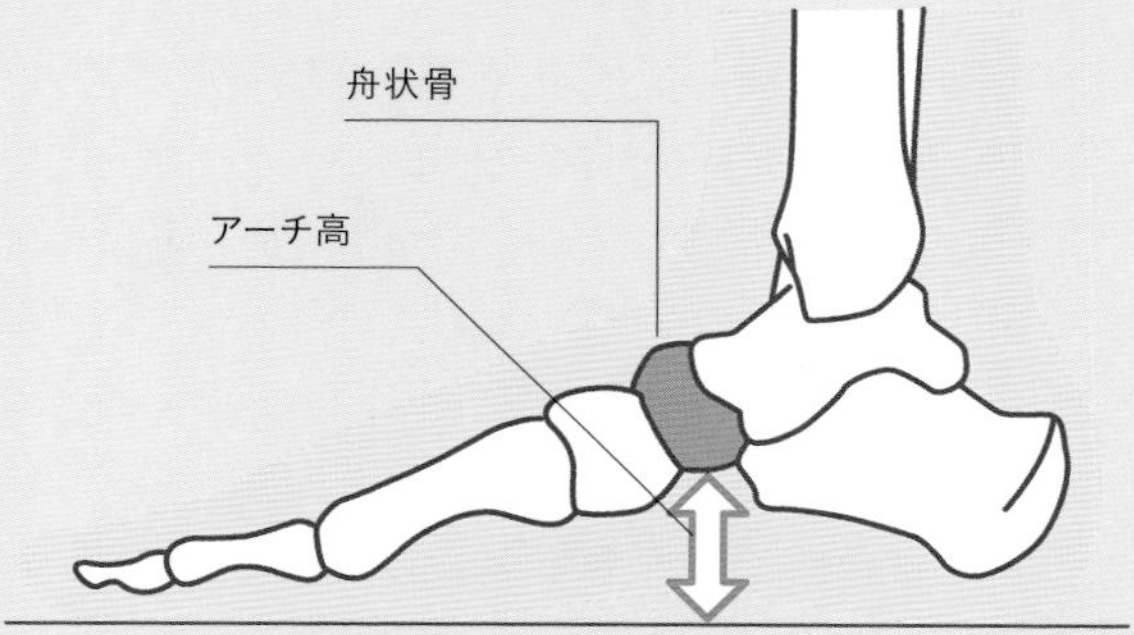

タオルギャザリング

アーチを維持するには、足裏や足指の筋肉をきたえることが大切。筋肉にハリと弾力があれば、自然と体が持ち上がり、アーチが維持されます。また、後ろ足で力強く地面を蹴るようになり、効率よくリズミカルに歩けます。そのために最適なのが、〝タオルギャザリング〟という運動です。

用意するもの

- **手ぬぐい（イージー）**
- **普通のタオル（ノーマル）**
- **バスタオル（ハード）**
- **腰掛ける椅子**

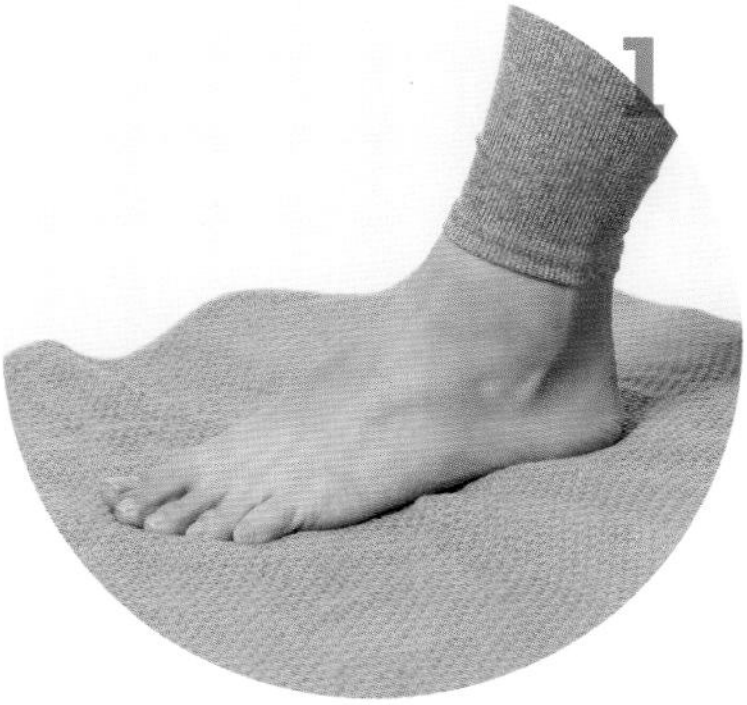

床にタオルを敷き、一方の端に足を乗せる

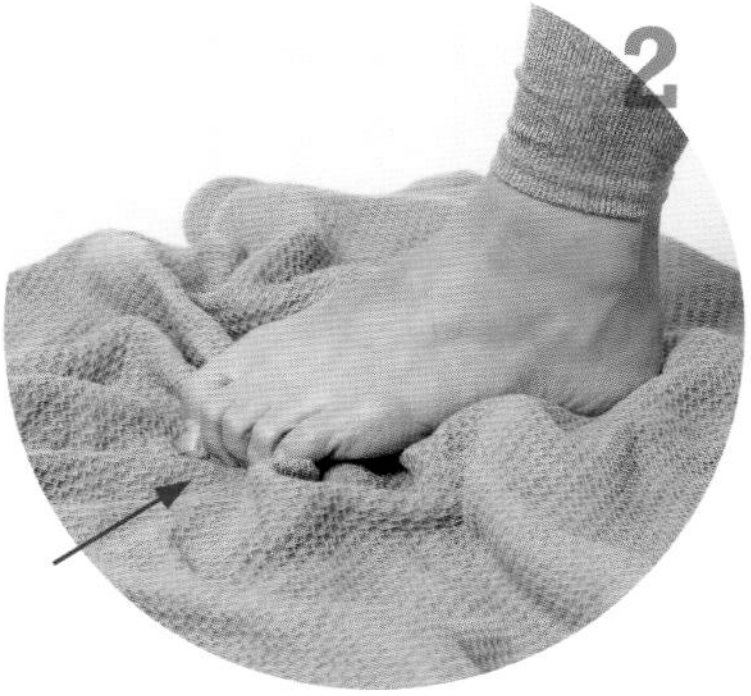

足の指だけを使って、タオルを手繰り寄せる。反対の足も同様に行う

体への負担が少なく若く見られる歩き方

シャキッと背すじが伸びて颯爽《さっそう》と歩く姿は、美しくカッコよく見える。それこそ体への負担が少ない理想の歩き方だ。

理想的な歩き方

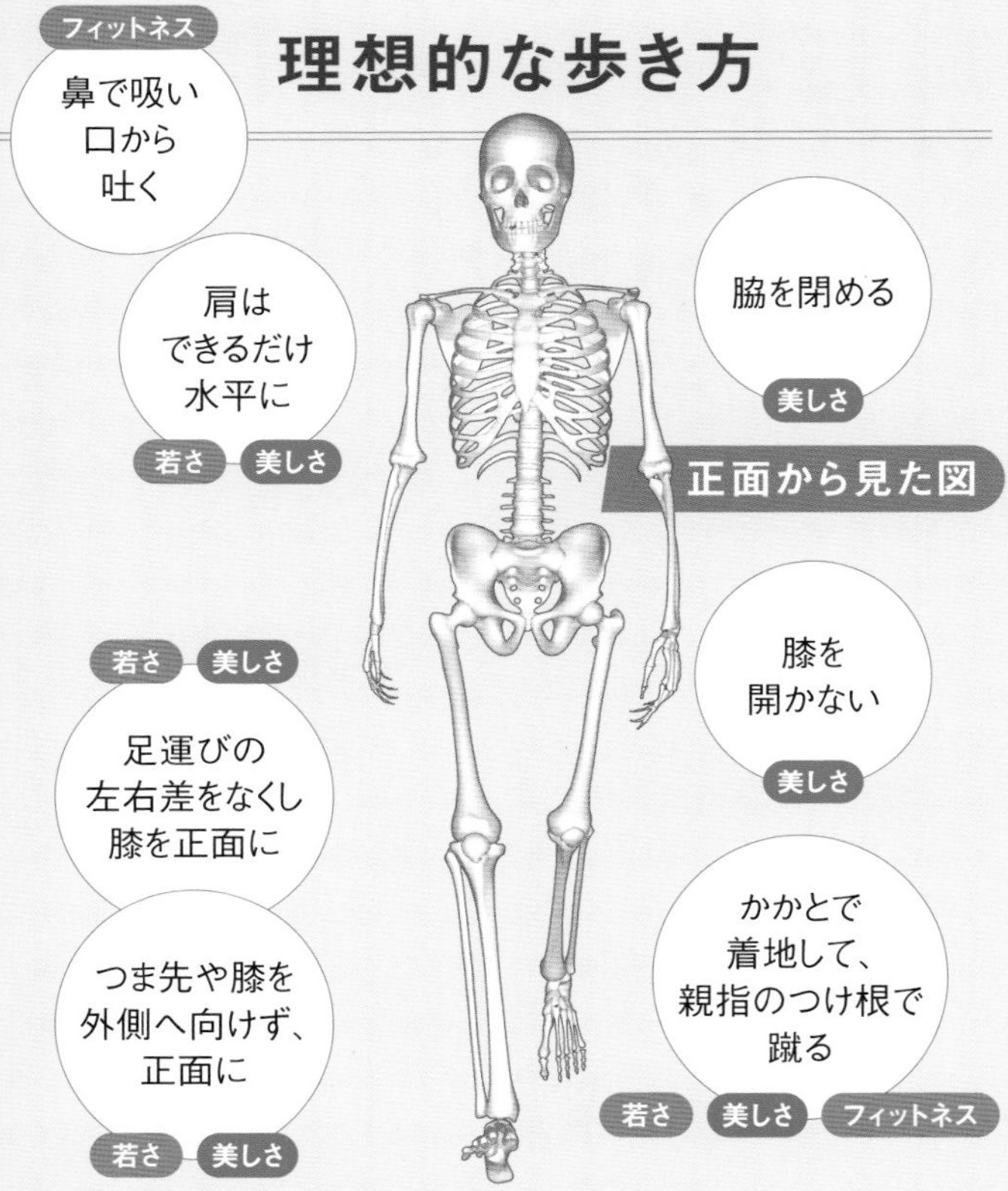

フィットネス
鼻で吸い口から吐く
肩はできるだけ水平に
若さ
美しさ
脇を閉める
美しさ
正面から見た図
若さ
美しさ
足運びの左右差をなくし膝を正面に
膝を開かない
美しさ
つま先や膝を外側へ向けず、正面に
若さ
美しさ
かかとで着地して、親指のつけ根で蹴る
若さ
美しさ
フィットネス

体への負担が少ない歩行姿勢

私たちは普段、無意識に体のクセを丸出しにして歩いています。しかし、クセが大きい歩行姿勢はバランスが悪く、足腰への負担が大きくなりやすいため、関節痛などを引き起こします。将来、寝たきり生活へ突入する一因となってしまうのです。

それを避けるには、姿勢を正して歩くことを普段から意識する。それだけで健脚の維持へとつながります。

そのための理想の歩き方を、上の２つの図で解説しました。

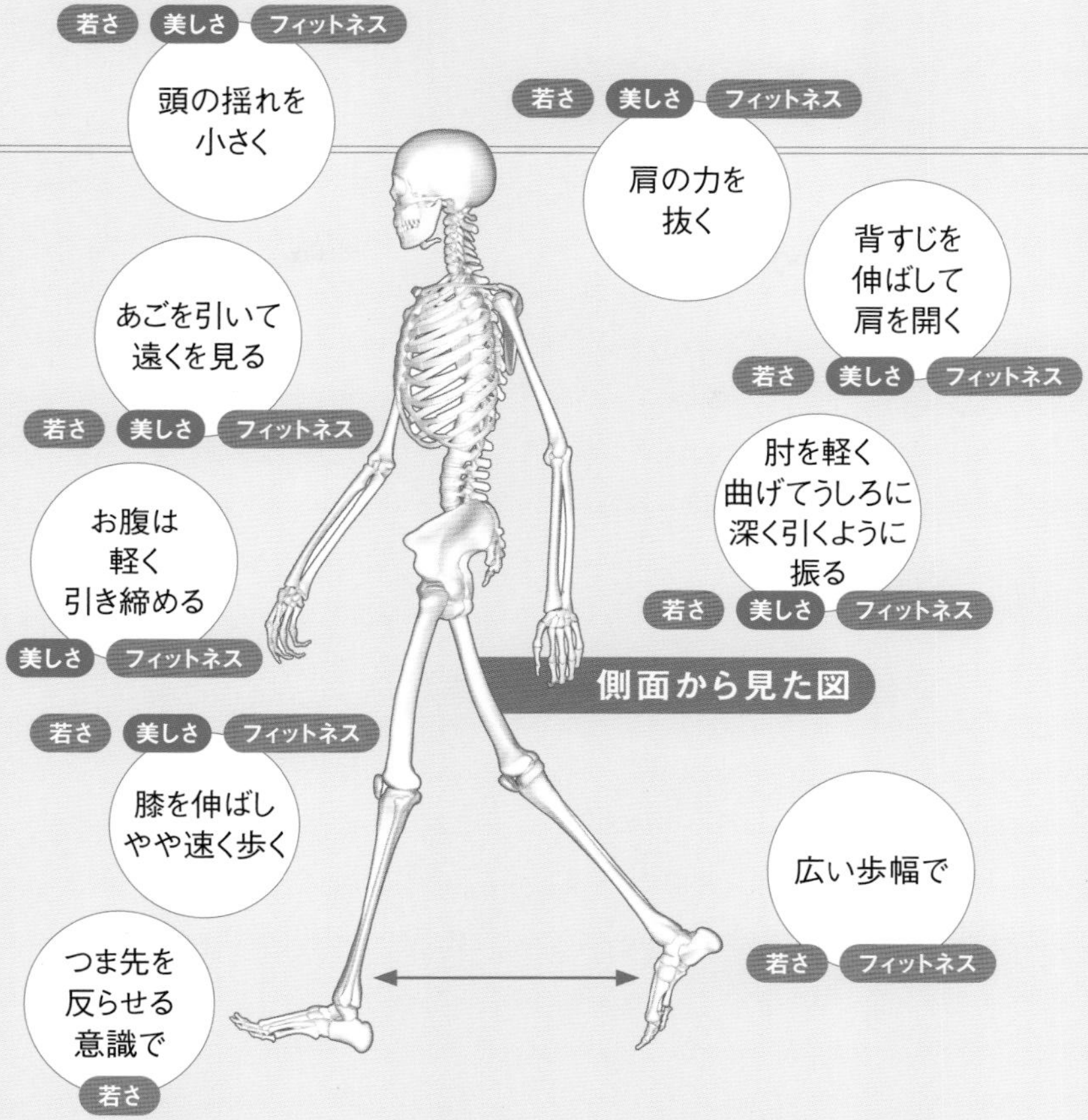
若さ
美しさ
フィットネス
頭の揺れを小さく
若さ
美しさ
フィットネス
肩の力を抜く
背すじを伸ばして肩を開く
若さ
美しさ
フィットネス
あごを引いて遠くを見る
若さ
美しさ
フィットネス
肘を軽く曲げてうしろに深く引くように振る
若さ
美しさ
フィットネス
お腹は軽く引き締める
美しさ
フィットネス
側面から見た図
若さ
美しさ
フィットネス
膝を伸ばしやや速く歩く
広い歩幅で
若さ
フィットネス
つま先を反らせる意識で
若さ

姿勢プラスαが大事

寝たきりを回避して健脚を維持するためには、次の点が特に重要です。

スピード：やや速く歩く。

頭：頭の揺れを小さくし、あごを引いて前方を見る。

体幹：肩を開いて背すじを伸ばし、腰を立てて回旋させるように。

腕：肩の力を抜いてひじを軽く曲げ、うしろへ深く引くように。

足：膝を伸ばした状態で、かかとから着地し、親指のつけ根で蹴る。

普段からこれらを意識しながら歩くだけで、若々しくかつ美しく見え、運動効果も高くなるので、将来の健康不安が少なくなるのです。

O脚対応の靴

O脚

O脚は変形性膝関節症と呼ばれる膝痛の原因となり、老後を考えると非常に厄介だと99ページで書きました。ところが日本人にはO脚が非常に多く、男性では約83%、女性では約60%もいます。

そんなO脚で膝痛の方には、何かの形で足をサポートしてあげる必要があります。

靴で膝への負担をやわらげる

一般的にO脚では、外側に体重がかかって、膝の内側に負担がかかりやすい傾向になります。そこでO脚に対応した靴が重要となります。

まず靴の中敷きの内側を低くし、外側を高くします。すると外側にかかっていた体重が内側へ移動し、O脚度合いが小さくなった姿勢で体を支えるようになります。加えて、ソール外側の素材も通常より硬い素材に変更して支えを強化します。

とはいえ、O脚や膝痛の度合いに合わせて、サポートの仕方は人それぞれです。中敷きだけで良い人もいれば、ソールと中敷きの両方が必要な人もいます。自分の足の特長をきちんと把握し、自分に合った靴選びを心がけてください。

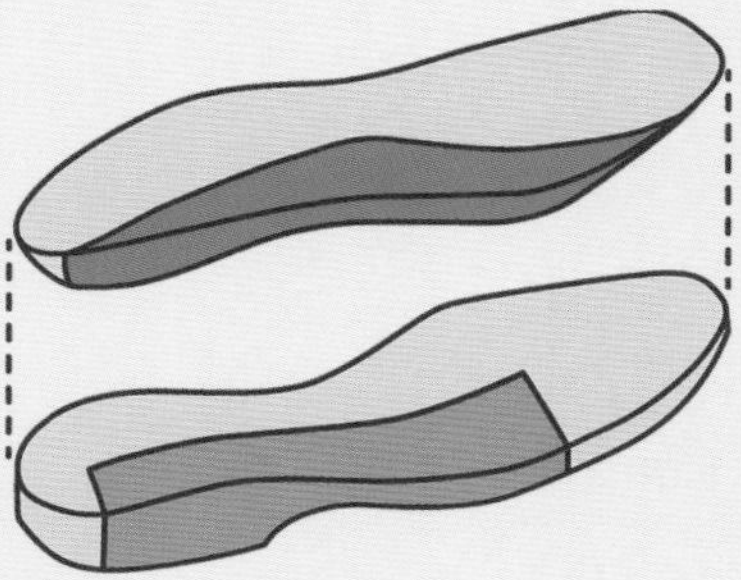

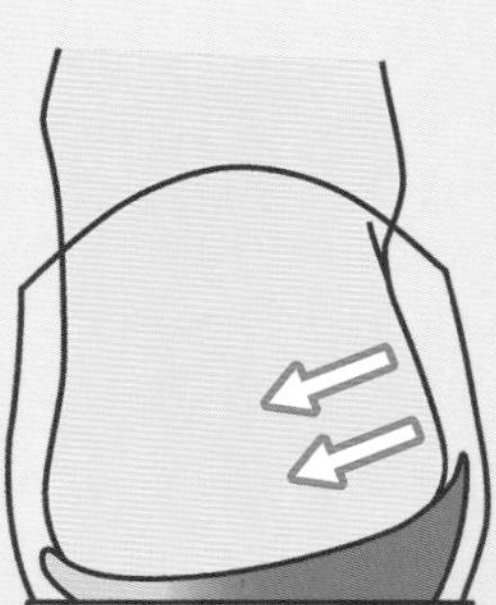

外側の●色の部分が通常とは違う素材。外側を補強するための工夫で、アシックスでは専用のシューズや中敷きのカスタマイズも行っている。

足の変形を防ぐ

扁平からの変形を防ぐ

〝足病〟も見逃せません。足病とは、外反母趾や内反小趾などのほか、ウオノメやタコ、糖尿病による足のトラブルなどが含まれます。

このウオノメやタコには傾向があり、外反母趾や扁平足の人ほどできやすい。しかも、人差し指の付け根に多く生じやすいことがわかっています。内側縦アーチがつぶれて扁平足になったため、親指が浮いて地面へ力が伝わりにくくなっているのです。親指の役割を人差し指が請け負い、酷使されている状態といえます。

それを解決する手段のひとつは、内側縦アーチをサポートして維持して土踏まず部分の圧力を分散。同時に親指の付け根（母指球）部分を凹ませて、親指を動きやすくします。人差し指との圧力差を減らして、圧力が均等にかかるようにするのです。

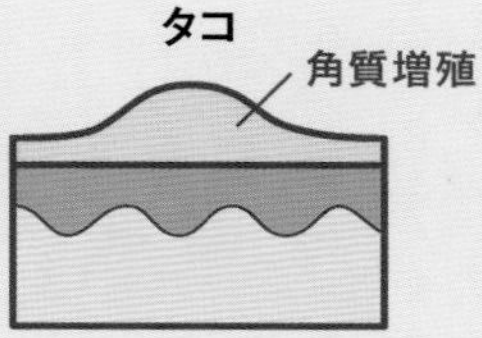

タコ
角質増殖

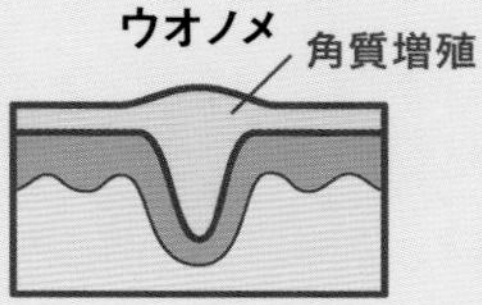

ウオノメ
角質増殖

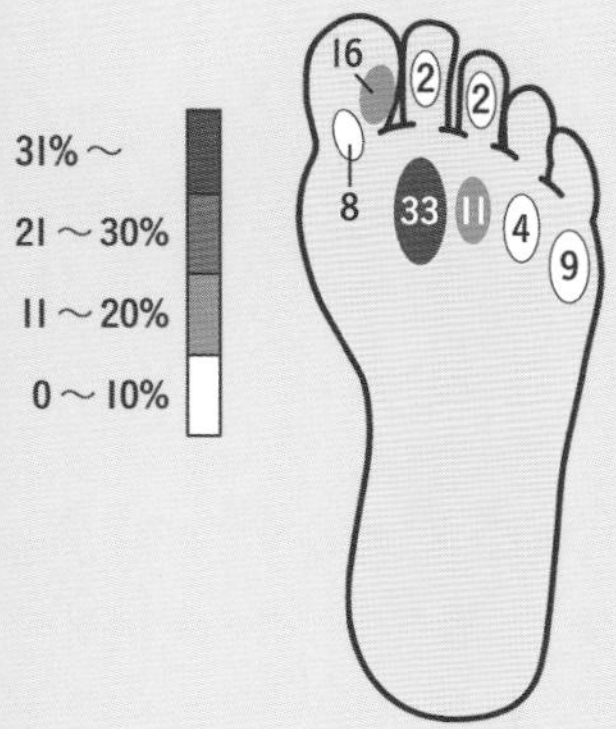

31%～
21～30%
11～20%
0～10%
16
2
2
8
33
11
4
9

図の数字はウオノメやタコを訴えた人のパーセンテージ。人差し指の付け根に出る人が33%と圧倒的に多い。

正しい靴が将来の健康につながる

ここまでで足のトラブルの多くは自分の足や脚の形、歩き方のクセから生じていることがわかりました。

では自分に合う靴、歩きやすくトラブルを予防する靴を選ぶにはどうすればよいのでしょう。足のタイプ別にまとめてみました。

● **オブリーク型**
偏平足になりやすいため、土踏まずを上げて内側縦アーチをサポートする靴を選びましょう。

● **ラウンド型**
人差し指が圧迫されても気づきにくいので注意が必要になります。

● **スクエア型**
小指にゆとりがあり、クッション性の高い靴を選びましょう。膝痛が気になる方は、ソールの外側に硬い素材を用いて、中敷の外側を上げたものが◎。

自分に合った靴を選ぼう！

足の特長も歩き方もわかったら、新しい靴を履いて歩きに行くだけ。従来の靴とは違うフィット感を得られるはず!!

足の長さ〝足長〟を計る

かかと部の中心点と人差し指の中心点を結ぶラインを基準線とし、かかとから一番長い指までの長さを基準線上で測ります。人差し指ではなく親指が一番長い場合は、親指の先端からかかとまでの長さを基準線上で測りましょう。

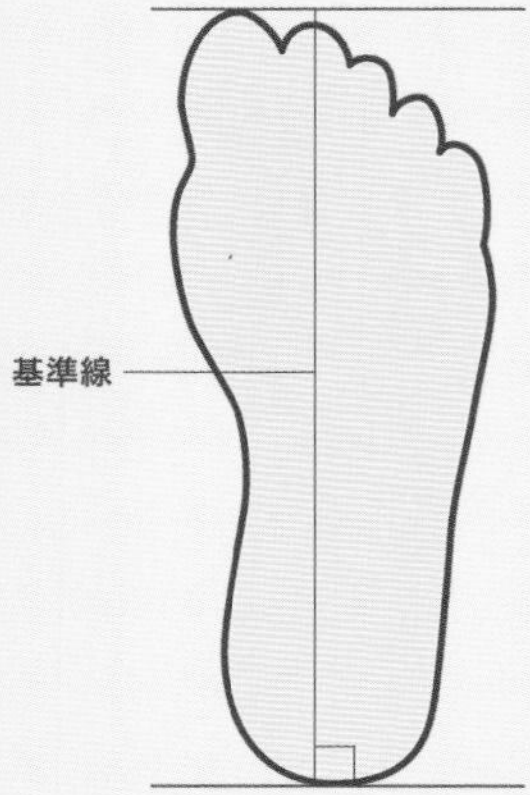

足の最大径〝足囲〟を測る

足囲は、親指の付け根と小指の付け根を測ります。

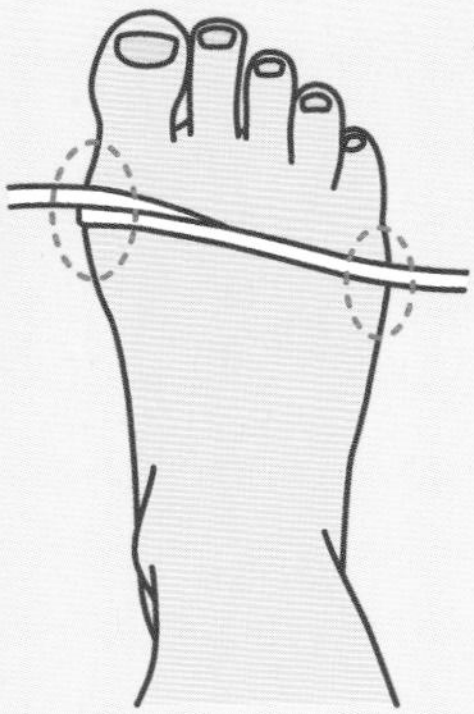

足長と足囲がわかったら、左の表と照らし合わせてください。縦の列一番左で足長を探したら、横へスライドして足囲の値に近いところを探します。見つけて上にたどると、２Ｅ、３Ｅなどの幅のサイズがわかります。

目的、男女、年齢

最後に性別や年齢、目的による靴の違いを少しだけ解説します。

●目的で選ぶ
次ページを参考に街歩き、通勤、運動など目的ごとに。

●男女で選ぶ
女性の足は幅が狭く、くるぶしの位置が低い傾向にあるため、足首のカットが浅くて、かかとにフィット感を得られるものを。

●年齢で選ぶ
50歳以上の人や転びやすい人は、サポート性重視で。

足長―足囲で見る靴のサイズ一覧

足長			足囲									
			A	B	C	D	E	2E	3E	4E	F	G
足長	19.5	女性	183	189	195	201	207	213	219	225	231	—
	20.0	男性	189	195	201	207	213	219	225	231	237	243
		女性	186	192	198	204	210	216	222	228	234	—
	20.5	男性	192	198	204	210	216	222	228	234	240	246
		女性	189	195	201	207	213	219	225	231	237	—
	21.0	男性	195	201	207	213	219	225	231	237	243	249
		女性	192	198	204	210	216	222	228	234	240	—
	21.5	男性	198	204	210	216	222	228	234	240	246	252
		女性	195	201	207	213	219	225	231	237	243	—
	22.0	男性	201	207	213	219	225	231	237	243	249	255
		女性	198	204	210	216	222	228	234	240	246	—
	22.5	男性	204	210	216	222	228	234	240	246	252	258
		女性	201	207	213	219	225	231	237	243	249	—
	23.0	男性	207	213	219	225	231	237	243	249	255	261
		女性	204	210	216	222	228	234	240	246	252	—
	23.5	男性	210	216	222	228	234	240	246	252	258	264
		女性	207	213	219	225	231	237	243	249	255	—
	24.0	男性	213	219	225	231	237	243	249	255	261	267
		女性	210	216	222	228	234	240	246	252	258	—
	24.5	男性	216	222	228	234	240	246	252	258	264	270
		女性	213	219	225	231	237	243	249	255	261	—
	25.0	男性	219	225	231	237	243	249	255	261	267	273
		女性	216	222	228	234	240	246	252	258	264	—
	25.5	男性	222	228	234	240	246	252	258	264	270	276
		女性	219	225	231	237	243	249	255	261	267	—
	26.0	男性	225	231	237	243	249	255	261	267	273	279
		女性	222	228	234	240	246	252	258	264	270	—
	26.5	男性	228	234	240	246	252	258	264	270	276	282
		女性	225	231	237	243	249	255	261	267	273	—
	27.0	男性	231	237	243	249	255	261	267	273	279	285
		女性	228	234	240	246	252	258	264	270	276	—
	27.5	男性	234	240	246	252	258	264	270	276	282	288
	28.0	男性	237	243	249	255	261	267	273	279	285	291
	28.5	男性	240	246	252	258	264	270	276	282	288	294
	29.0	男性	243	249	255	261	267	273	279	285	291	297
	29.5	男性	246	252	258	264	270	276	282	288	294	300
	30.0	男性	249	255	261	267	273	279	285	291	297	303

出典：『足のサイズの測り方』ASICSより作成

ASICS

Recommended Shoes
For Walking

自分の足に合った靴で歩こう！

一口に「ウォーキングシューズ」といっても、求められる性能は
一人ひとりで異なる。快適に歩くための一足を見つけよう！

ウォーキング専用シューズ

運動としてのウォーキングを突き詰めた専用シューズ。

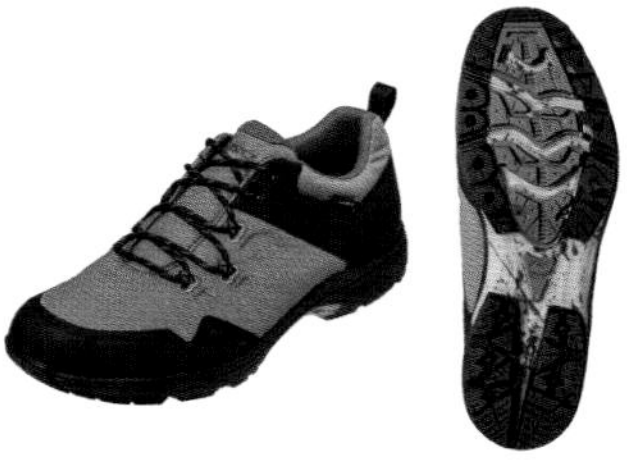

フィールドウォーカー　メンズ

ソールのパターンとねじれを抑えるトラスティック構造で悪路を捉え、歩行時の安定性が向上。ロングウォークに適した一足。

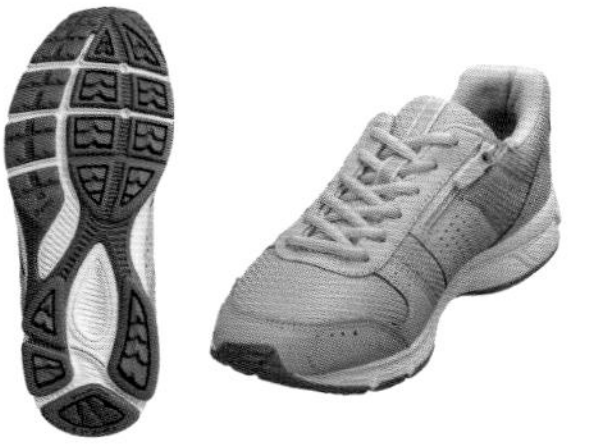

ゲルファンウォーカー　レディース

ゆったりとした足入れ感を実現した女性向けシューズ。ファスナー付きで着脱を簡単にし、多彩なウォーキングシーンに対応する！

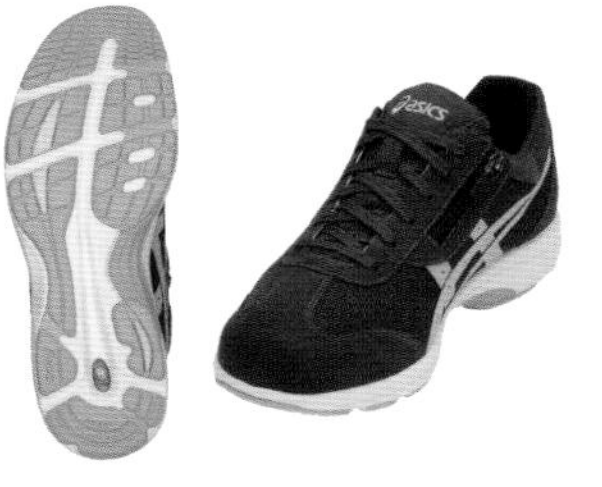

ハダシウォーカー　メンズ

メッシュ素材による通気性のよさと、ソールの「ガイダンスライン」構造による重心移動の安定化が、素足に近い快適歩行を実現！

ビジネス向け

通勤、あるいは営業などで歩く人たちも使える革製のビジネスウォーキング。
クッション性が高く、長く歩いても足への負担が少ない！

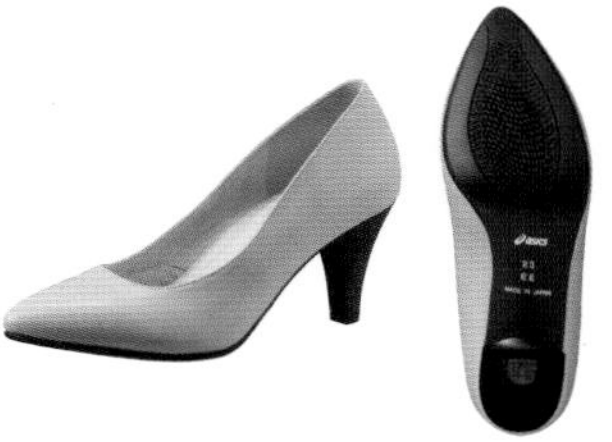

ランウォーク　レディース

シンプルなパンプスながら、かかとに衝撃緩衝材とソフトクッションヒールを採用。クッション性を高めたレディースビジネス。

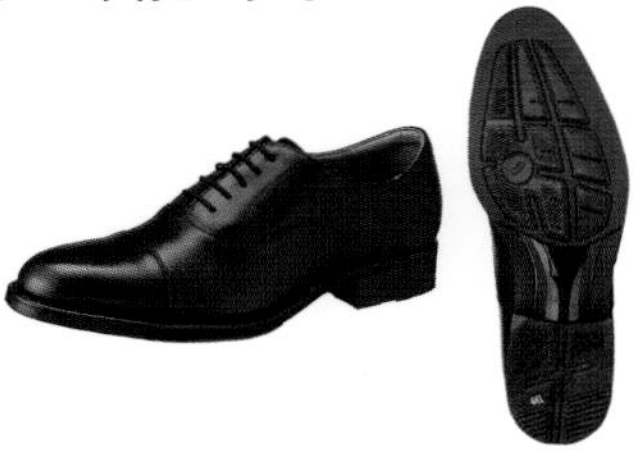

ランウォーク　メンズ

防水透湿性に優れたライニングと、クッション性の高い中敷き。さらに衝撃緩衝材を採用して、足への負担を大幅軽減。高級感のある一品！

普段履き可能なサポートシューズ

街歩きやショッピングなどで使えるカジュアルタイプ。
心地よい歩きを実現するための数々の機能を搭載したシューズ。

ペダラ　メンズ

クッション性と反発性をもたせつつ、かかとに衝撃緩衝材を採用。ねじれを抑えるトラスティックを搭載し、安定した足運びをサポートする。

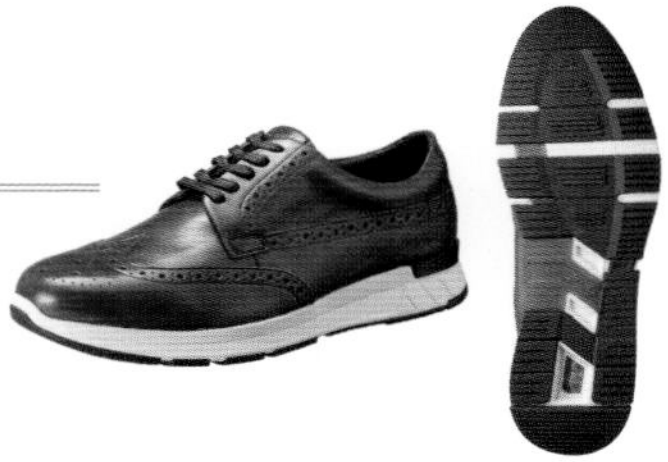

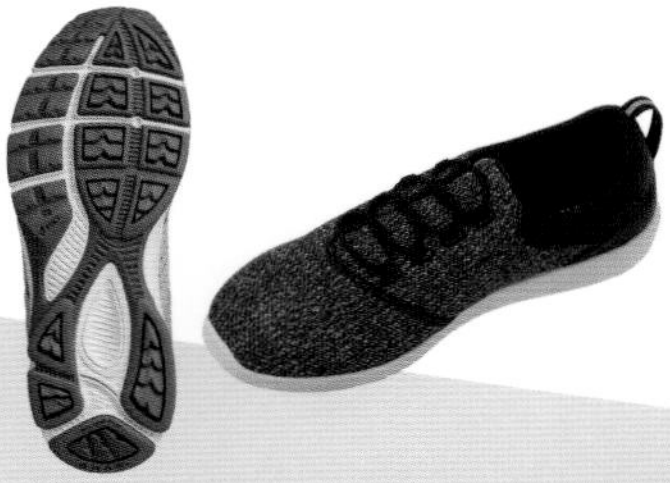

ライフウォーカー®　ニーサポート　メンズ

中敷きの外側を高くすることで重心の位置を調整。膝にかかる負担を軽減したシューズ。街歩きにも、軽いウォーキングにも使える。

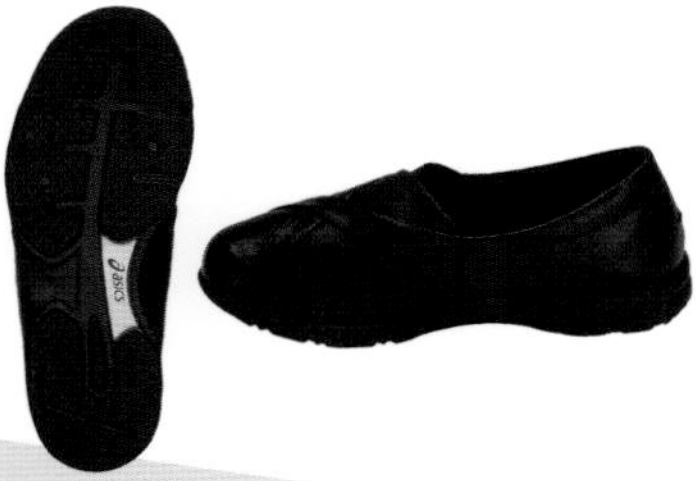

ライフウォーカー®　ボシサポート１　レディース

外反母趾対策として下北沢病院と ASICS が共同開発した中敷きを搭載。内側縦アーチをサポートすることで拇趾への負担を大幅に軽減！

参考文献

1章

『サルコペニアとは』公益財団法人長寿科学振興財団
https://www.tyojyu.or.jp/net/byouki/sarcopenia/about.html
『平成29年　国民健康・栄養調査結果の概要』厚生労働省
https://www.mhlw.go.jp/content/10904750/000351576.pdf
『筋肉の特徴』大人の筋活サイト、再春館製薬所
https://locomo-sarcopenia.saishunkan.co.jp/characteristic/
『医学トピックス　下半身の筋肉低下速度は上半身の3倍』おとなの医学
https://www.asahi.co.jp/hospital/otona/topics/topic_1208_001.html

2章

『サイトカイン』P.567、生化学事典第3版、東京化学同人
『融合と分裂によるミトコンドリアの形態制御の分子機構と生理機能』石原直忠、生化学第83巻第5号、pp.365-373、2011　http://www.jbsoc.or.jp/seika/wp-content/uploads/2013/05/83-05-02.pdf
『ミトコンドリア』P.1376、生化学事典第3版
『チョコレートが脳を活性化するとは!?』チョコレートで美味しく健康に、みんなの健康チョコライフ、明治製菓　https://www.meiji.co.jp/chocohealthlife/relation/brain/
『「自分でもできる　自律神経の整え方」〜さまざまな心身の不調を抱えている方へ〜』2019年3月25日、こころメンタルクリニック　第6回セミナー
https://cocoro-mc.com/img/cocoro_seminar06.pdf

3章

『心拍数と運動強度』2019年8月1日、健康長寿ネット、公益財団法人長寿科学振興財団
https://www.tyojyu.or.jp/net/kenkou-tyoju/undou-kiso/shinpaku.html

4章

『知っておきたい体温の話』テルモ体温研究所
https://www.terumo-taion.jp/terumo/report/18.html
『インターバル速歩』App Storeプレビュー
https://apps.apple.com/jp/app/

5章

『究極の歩き方』アシックス　スポーツ工学研究所、講談社
『足のサイズの測り方』ASICS　https://www.asics.com/jp/ja-jp/mk/shoe-size-guide

『ウォーキングの科学』能勢博、講談社
『いくつになっても自分で歩ける!「筋トレ」ウォーキング』能勢博、青春出版社
『「寝たきり」が嫌ならこのウォーキングに変えなさい』能勢博、朝日新聞出版

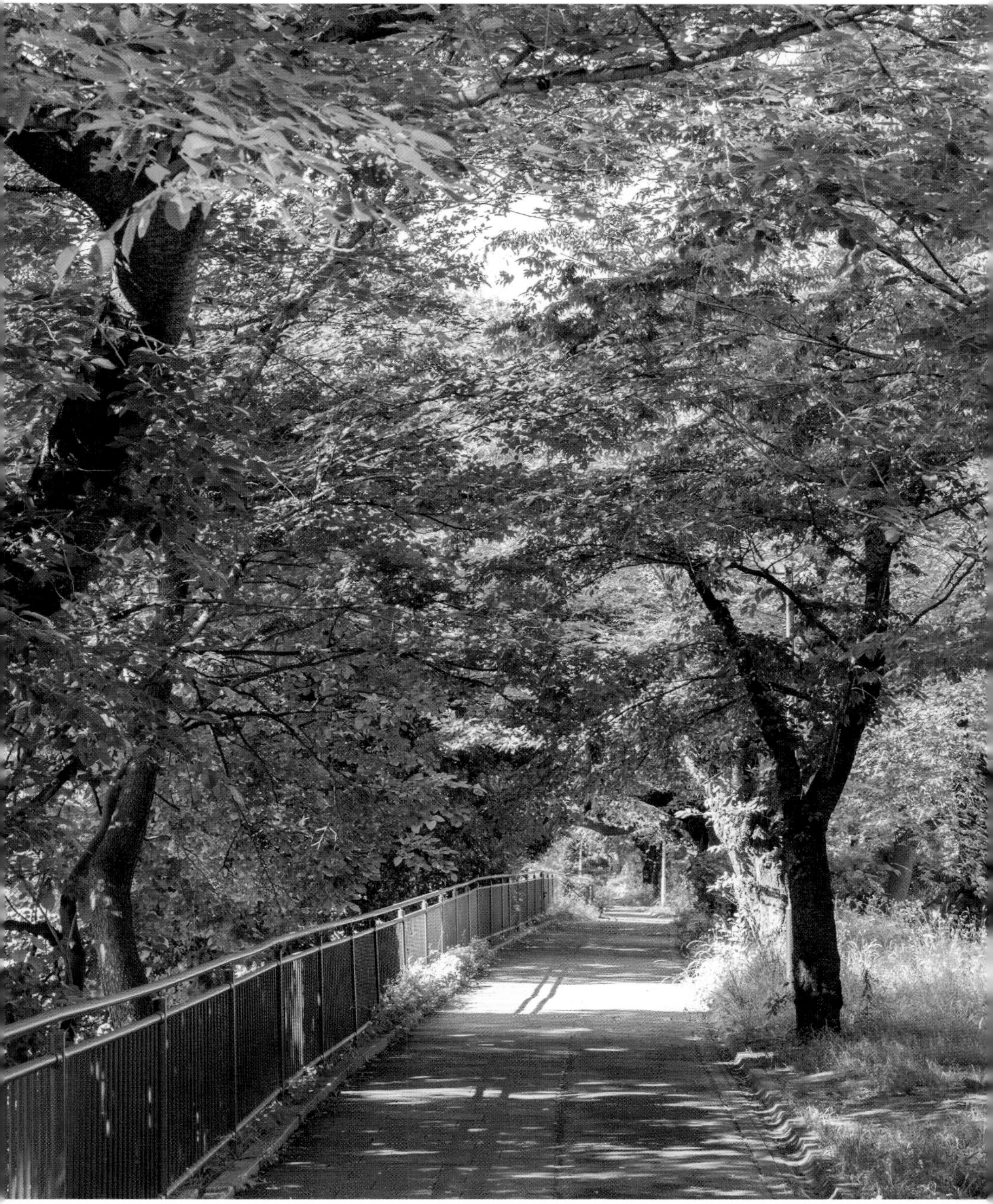

著者（1〜4章）

能勢博（のせ・ひろし）
医学博士　信州大学医学部特任教授

1952年生まれ。京都府立医科大学医学部卒業。京都府立医科大学助手、米国イエール大学医学部博士研究員、京都府立医科大学助教授、信州大学学術院医学系教授(疾患予防医科学系専攻・スポーツ医科学講座)を経て、現在、同大学医学部特任教授。画期的な効果で、これまでのウォーキングの常識を変えたと言われる「インターバル速歩」を提唱。信州大学、松本市、市民が協力する中高年の健康づくり事業「熟年体育大学」などにおいて、20年余りで8700人に運動指導をしてきた。趣味は登山。長野県の常念岳診療所長などを歴任し、81年には中国・天山山脈の未踏峰、ボゴダ・オーラ峰に医師として同行、自らも登頂。著書に『いくつになっても自分で歩ける！「筋トレ」ウォーキング』(青春出版社)、『山に登る前に読む本』『ウォーキングの科学』(共に講談社)など。NHK「ためしてガッテン！」「ラジオ深夜便」などマスコミ出演も多数。

取材・執筆協力（5章）／衣装協力

株式会社アシックス

ブックデザイン…………鈴木大輔＋仲條世菜（ソウルデザイン）
イラスト…………………高柳航（株式会社レーマン）
CG製作…………………BACKBONE WORKS
ヘアメイク………………竹内美紀代
執筆・編集協力…………加藤達也
本文DTP　……………株式会社 明昌堂
モデル……田中いずみ
撮影………武蔵俊介（世界文化ホールディングス）
校正………株式会社 円水社
編集………江種美奈子（世界文化社）

●本書の出版にあたって正確な記述につとめましたが、著者および取材対象者、執筆者、世界文化社のいずれも本書の内容に対しなんらかの保証をするものではありません。本書に書かれた理論、指標、提案などに従ったことによって起こりうるいかなる被害や損傷、損失についても、出版社、著者、取材対象者が責任を負うものではないことをあらかじめ明記いたします。
●本書の内容は2020年7月現在のものです。

やせる！若返る！疲れにくくなる！
最高の歩き方

発行日　2020年9月25日　初版第1刷発行

著　者　能勢博
発行者　秋山和輝
発　行　株式会社世界文化社
〒102-8187 東京都千代田区九段北4－2－29
電話　03-3262-5118（編集部）
電話　03-3262-5115（販売部）
印刷・製本　株式会社リーブルテック

ISBN978-4-418-20409-0